SORELLA DEL MIO AMICO

Levi Orion

1

Cedric von Hohenburg, uno studente diciottenne di Monaco, è stato autorizzato ad andare in vacanza con la famiglia del suo migliore amico Harry.

Per quasi tre mesi aveva implorato i suoi genitori di lasciarlo andare con loro. Dopo tre ore di viaggio, hanno raggiunto la Zillertal in Austria.

Per Cedric, la corsa è volata mentre sedeva rannicchiato contro la sorella di Harry sul sedile posteriore dell'auto. La snella Anna doveva sedersi nel mezzo, cosa di cui non era entusiasta.

Il campeggio Mayrhofen si trova in una posizione tranquilla e soleggiata all'estremità settentrionale della cittadina, proprio ai margini del bosco. La prima notte era stata meravigliosa.

Cedric non aveva mai dormito in una tenda prima. Per la maggior parte del tempo aveva guardato il limpido cielo stellato. Non aveva nemmeno mostrato alcun interesse per le varie riviste di sesso che Harry voleva mostrargli. Non si addormentò fino al mattino. Oggi hanno trascorso quasi esclusivamente escursioni attraverso le montagne della Zillertal. Il paesaggio era straordinariamente bello, il tempo soleggiato e caldo.

Marcel Plessen, il padre di Harry, era un alpinista esperto e poteva dire molto sulla natura.

Cedric era completamente felice.

Finora aveva saputo di falò e tendopoli solo dai libri. Aveva sempre sognato di vivere qualcosa del genere lui stesso.

La sera scaldavano la griglia.

Carolin Plessen, la madre di Harry, si occupava del cibo.

Faceva così caldo che tutti indossavano solo abiti leggeri. Così poteva guardare bene Anna. La sorella ventunenne di Harry portava i suoi lunghi capelli blu-neri raccolti in una coda di cavallo. La maglietta attillata dava un accenno ai suoi seni sodi.

Ma anche Carolin, la madre del tondo, aveva molto da offrire. Era sempre divertente e allegra, scherzava con tutti e si divertiva a prendere in giro tutti. La sua maglietta suggeriva una taglia del busto ancora più grande. Carolin aveva anche i capelli neri e un'ottima figura per i suoi trentanove anni.

Harry diede una gomitata a Cedric con un sorriso.

"Allora cosa ne pensi delle tette di mia sorella?" lui ha sussurrato.

"Sono fantastici," rispose Cedric, leggermente imbarazzato. Non voleva dire al suo migliore amico che era segretamente innamorato di Anna.

Dopo cena, Carolin ha suggerito di grigliare delle banane su ciò che era rimasto della brace. Poco prima che la frutta fosse pronta, il tempo è cambiato. Questo è successo in montagna in pochi minuti.

Era solo una tiepida sera di mezza estate, poi il cielo si oscurò e si avvicinò un temporale. Si sono precipitati a riporre l'attrezzatura nelle tende. Prima che iniziasse la pioggia, sono fuggiti nelle loro tende.

I genitori di Harry dormivano in una grande tenda che offriva spazio sufficiente per bagagli e attrezzature. Harry e Cedric vivevano in una tenda molto più piccola. Anna ha insistito per avere un posto tutto suo dove dormire, quindi ha dormito in una minuscola tenda che poteva ospitare solo una persona.

Harry aveva spesso sperimentato la pioggia durante il campeggio. I suoi genitori scelgono da anni questo tipo di vacanza. È strisciato nel suo sacco a pelo e ha sfogliato la sua collezione di porno.

Nonostante il violento temporale, Harry si addormentò rapidamente. Cedric, invece, ascoltava il suono delle gocce e il canto del vento. Continuava a pensare ad Anna. Aveva sognato a lungo la sorella di Harry.

Era il suo amore segreto, il suo modello segreto per masturbarsi.

Nemmeno Harry lo sapeva.

Anna era alta quasi quanto lui. Era particolarmente colpito dai suoi lunghi capelli blu-neri. Quando lo indossava aperto, le pendeva sui fianchi. Il colore è cambiato da un blu-nero a un nero corvino a seconda della luce solare. Cedric conosceva ogni sfumatura di colore.

Qualcos'altro lo affascinava di Anna. Erano le sue lunghe gambe che terminavano in un sedere a forma di cuore. Inconsciamente afferrò il suo pezzo migliore quando pensava ad Anna e lo massaggiò. Cominciò a sognare, il ruolo principale era interpretato dalla sorella maggiore del suo amico, come sempre.

Un rumore lo strappò dalle sue fantasie!

La tenda è stata aperta dall'esterno. Cedric prese in fretta la torcia mentre allo stesso tempo si tirava su i pantaloni, cosa non facile nel sacco a pelo. Nella penombra vide Anna che strisciava nella tenda con il suo sacco a pelo.

“Ciao Cedy, la mia tenda perde. Come state tutti?"

"Penso che stiamo bene."

"Harry probabilmente sta dormendo come al solito, nemmeno una tempesta può fermarlo. Posso sdraiarmi con te? Non voglio andare nella tenda principale dei miei genitori."

"Si certo."

Cedric si spostò di lato il più lontano possibile. Anna gli mise accanto il sacco a pelo ed entrò strisciando. Spense di nuovo la torcia.

"Hai freddo anche tu?" sussurrò piano.

"No, sono caldo."

"Questo è il vantaggio dei giovani uomini, sono sempre sexy."

Ridacchiò sommessamente alla sua stessa frase.

"Ho i brividi."

"Se avessi qualche chilo in più, non avresti freddo", replicò Cedric con calma.

"Allora non ci sarebbero così tanti uomini che mi fischiano!"

Cedric poteva quasi vedere il suo sorriso malizioso. Come sempre, era riuscita a non riuscire a trovare una risposta divertente. Si sentiva timido con lei, come un adolescente pubescente.

Niente si mosse per molto tempo.

Pensava di sentire solo occasionalmente il battito dei suoi denti.

"Ho così freddo. Posso scaldarmi con te?"

Cedric si bloccò. Cosa voleva?

"Uhhh... cosa intendi?"

Si girò su un fianco per fare più spazio al sacco a pelo di Anna. Ma non si avvicinò con il suo sacco a pelo. Si bloccò quando la sentì aprire il sacco a pelo. Poi di nuovo il rumore. Ma questa volta era la cerniera del suo sacco a pelo. Si accostò a lui e si mise a suo agio accanto a lui. Richiuse velocemente la cerniera.

Poco dopo sentì i suoi piedi freddi. Erano come pezzi di ghiaccio.

"Hm, è davvero bello e caldo dove vivi."

Si girò su un fianco e lo abbracciò forte. Cedric non osò muoversi. Rimase lì paralizzato. Nel sacco a pelo si stava lentamente scaldando.

"Cedy, sei un buon fornello. Sono già molto più caldo."

Annusò, annusò il suo profumo, si voltò verso di lei e le posò una mano sul fianco. Anna si premette subito contro di lui. Gli prese la mano e se la mise sulla pancia. Il suo pollice riposava appena sotto il suo seno.

Quel tocco aumentò la sua confusione e gli innervosì i pantaloni. Lentamente ma inesorabilmente la sua erezione aumentò. Sentiva che doveva fare qualcosa presto. Il suo membro si era perso nelle mutande, era piegato e cominciava a far male.

Anna, invece, sembrava accogliere con favore la crescita dei suoi pantaloni. Premette il sedere sempre più forte contro di lui. Cedric era a disagio con questo, era timido e nervoso. Quando, dopo alcune contorsioni, ebbe finalmente liberato il suo membro dalla situazione forzata, tirò un sospiro di sollievo e si appoggiò di nuovo ad Anna.

"Cedy, è bello," sussurrò.

Pensò a cosa dire, ma ancora una volta non riuscì a pensare a niente.

Anna, invece, sembrava troppo a suo agio. Sfregò le natiche contro il suo membro sempre più fermamente. Gli prese la mano e se la mise sul seno. Era fin troppo felice di prenderlo.

Mentre lui timidamente sentiva la carne del suo busto, lei cercava un modo nei suoi pantaloni con la mano.

"Cedy, è una bella sorpresa. Non mi aspettavo che tu fossi così grande e fermo."

"Smettila con il cedy. Sembra un peluche, così infantile."

"Oh vai, il nome ti sta bene. Penso che l'acronimo sia carino."

Non poteva credere alle sue orecchie. Cosa ha detto?

Pensavi che il suo nome fosse carino?

Il suo battito accelerato.

Mentre ci stava ancora pensando, le sue dita fecero le loro cose, esaminando i suoi seni. Non sembrava indossare un reggiseno sotto il top della tuta.

Cercò con attenzione la cerniera per aprire la giacca. Dopo una lunga ricerca finalmente lo trovò. Lo tirò lentamente, ma nulla si mosse. Solo con il loro aiuto è stato possibile aprire la giacca.

Mentre esplorava le curve morbide, Anna era più interessata alla durezza del suo cazzo.

Lo massaggiò sempre più forte!

Cedric lo prese come un'approvazione per proseguire le proprie esplorazioni. Anna aveva decisamente più seni di quanti ne avesse mai messi le mani. Quello che gli piaceva non era solo la taglia, ma anche la fermezza, come quella di un atleta. Aveva seni rotondi ma comodamente morbidi.

Improvvisamente lei fermò le sue dita palpeggianti.

"Lento e più morbido. Il seno deve durare più a lungo. Non schiacciarlo la prima volta."

Gli mostrò come lo immaginava.

Il sollievo si diffuse su di lui quando lasciò andare il suo membro. Sapeva dai suoi numerosi auto-esperimenti che era già vicino al cumming. Tirò un sospiro di sollievo quando la sua eccitazione si fu un po' placata.

Anna è stata una brava insegnante.

Insieme alle sue dita, ha imparato rapidamente a maneggiare i suoi seni. Improvvisamente sentì una struttura piccola ma tutta più dura tra le sue dita.

Perplesso, le sue dita esaminarono la novità. Anna geme dolcemente mentre lui fa rotolare i suoi capezzoli eccitati tra le sue dita. Ma la sorpresa più grande doveva ancora arrivare.

"Penso di dovermi togliere la giacca. Sono già così caldo."

Anna improvvisamente ha cominciato a spogliarsi!

Che non era così facile nel sacco a pelo stretto. Quando finalmente ce l'ha fatta, si è rivolta a Cedric.

"Ti piacerebbe continuare a giocare con le mie tette? Non è stato male quello che hai fatto lì prima. Ma non devi diventare duro di nuovo."

Cedric non poteva crederci!

Il suo sogno si è avverato!

Anna voleva che giocasse con i suoi seni nudi.

Cominciò con cura ad accarezzare le sue curve sode. Sembrava d'accordo con i suoi timidi tentativi. Lentamente divenne più audace e osò afferrare un po' più forte. Quando sentì i suoi capezzoli diventare di nuovo duri, realizzò un altro sogno.

Chinò la testa e leccò i capezzoli con la punta della lingua.

"Stai andando meravigliosamente, Cedy, sei un vero esperto."

Un fulmine improvviso e un forte tuono interruppero il suo gioco quando Harry iniziò a girarsi e rigirarsi nel sonno. Non si svegliò, si girò solo un paio di volte, poi sembrò dormire di nuovo profondamente.

Cedric ha appena iniziato ad accarezzarle il seno di nuovo quando hanno sentito le voci dei loro genitori.

"Anna? Dove sei?" suo padre ha chiamato.

"Sono qui con Harry e Cedric. Piove nella mia stupida tenda. Il tessuto è fuoriuscito."

"Stai bene?" chiese Carolin, sua madre.

"Sì, certo. Tutto a posto. Il mio sacco a pelo è rimasto asciutto. È un po' stretto, ma va bene."

"Va bene, allora buona notte. Daremo un'occhiata alla tua tenda domani", disse suo padre.

Cedric fece un respiro profondo. Aveva già paura che i suoi genitori guardassero dentro la tenda e li trovassero insieme in un sacco a pelo.

"Cedylein, non vuoi toglierti anche la maglietta?" Anna lo ha riportato al presente.

"Uhh... vuoi dire davvero... uhh... io..."

"Dai, fa così caldo qui dentro."

Obbediente ma incerto, iniziò a togliersi la maglietta.

Anna sembrava aver letto correttamente la sua reazione.

"Cedy, l'hai mai fatto?"

"Cosa... ehm... vuoi dire?"

"Sesso."

"Sì... no... non proprio."

"Ti piace?"

"Con te?" balbettò, completamente insicuro.

"C'è un'altra donna presente?"

"No."

"Allora? Ti va?"

"Sì... uh... ma non lo so... uh."

Anna gli accarezzò dolcemente la guancia.

"Non preoccuparti, ti mostrerò come farlo."

Cedric deglutì. Voleva andare a letto con una donna da così tanto tempo. E ora questo! Il sogno delle sue notti insonni, la sua stessa dea segreta, si offrì di dormire con lui.

Ma a pochi centimetri di distanza dormiva il suo migliore amico, che poteva svegliarsi da un momento all'altro. Inoltre, i suoi genitori dormivano nella tenda accanto. E non aveva nemmeno il preservativo con sé. Mai in vita sua avrebbe pensato che ne avrebbe avuto bisogno qui.

Anna sembrava in grado di leggere la sua mente.

"Non innervosirti. Una volta che Harry si addormenta, niente lo sveglierà così facilmente. I miei genitori sono impegnati, scopano tutte le sere in vacanza. Hai il preservativo?"

"No... uh... non pensavo che sarei andato a letto con una donna qui in vacanza. In realtà, pensavo piuttosto che una ragazza non sarebbe mai andata a letto con me."

"Non importa! Ne ho portato uno dalla mia tenda."

"Come mai?"

"Ti volevo."

Ancora una volta non ha avuto risposta. La sua vicinanza e la sua franchezza lo hanno lasciato senza parole. Si frugò nei pantaloni e presto trovò quello che stava cercando.

"Rilassati."

Cedric fece un respiro profondo e lo lasciò uscire di nuovo.

Come dovrebbe rilassarsi in questa situazione?

Anna tirò fuori il preservativo dalla confezione e lo fece scivolare sul suo pene duro.

"In realtà, non abbiamo bisogno del preservativo. Sto prendendo la pillola, ma così non macchiamo il tuo sacco a pelo."

Abilmente ha controllato la vestibilità del preservativo. Quel tocco lo fece quasi venire. Il suo sperma era già davanti al suo glande, pronto per la libertà. Anna lo lasciò andare appena in tempo.

Si strinse a lui e iniziò a baciarlo. Timidamente ricambiò il suo tocco. Le sue labbra erano calde e morbide. Non c'era nulla di esitante o incerto al riguardo. Sapeva cosa voleva. Lentamente ma inesorabilmente lui ricambiò il suo bacio. Aprì le labbra e le sfiorò la bocca con la punta della lingua.

Quanto è buono, quanto è buono l'odore.

Il suo cuore batteva forte.

Si premette contro di lui e strofinò il suo corpo snello contro di lui. Quando voleva sdraiarsi su di lei, lei ha rifiutato.

"Prenditi il tuo tempo. Non sto scappando."

Aspetta, come dovrebbe aspettare?

Il suo sogno si è appena avverato!

Ma Anna sapeva come fermarlo. Lo baciò e lo accarezzò. Poi gli guidò la mano tra le gambe. Curioso, le sue dita le toccarono i peli pubici.

Anna rabbrividì al suo tocco e gemette piano.

I suoi capelli intimi sono stati tagliati a un massimo di un centimetro. Con la punta delle dita poteva sentire che era completamente rasata sul bordo e intorno alle labbra. Sembrava esserci solo un breve triangolo.

Anna gemette piano quando il suo dito entrò nella sua vagina per la prima volta, piuttosto involontariamente.

"Stai andando bene, Cedylein."

Posò la mano sulla sua e premette il suo dito dentro di sé.

"Muovi delicatamente il dito dentro di me," disse.

Non c'era bisogno che glielo dicessero due volte. Spinse il dito medio in profondità nella sua fica bagnata, rimase immobile, lo girò un po', poi lo tirò fuori di nuovo per penetrare di nuovo.

Anna respirava sempre più velocemente. Premette il viso contro la sua spalla per evitare di gemere troppo forte.

"Cedy, ora voglio sentire qualcosa di diverso dentro di me."

Estrasse il dito dalla guaina e si arrampicò su di lui.

La tenuta del sacco a pelo li teneva stretti insieme. Cedric le accarezzò i seni sodi con entrambe le mani. Era meglio di quanto avesse immaginato nei suoi sogni più sfrenati.

Mosse il suo corpo snello e si premette con forza contro il suo membro. E prima che lui lo sapesse, aveva raggiunto il suo obiettivo.

Lentamente il suo pene rigido penetrò nella sua vagina!

Cedric era completamente sopraffatto da questa sensazione. Sapeva che ora non c'era modo di fermarlo. Diede una gomitata al suo bacino contro il suo corpo un paio di volte.

Dopo qualche secondo esplose gemendo forte mentre continuava a massaggiarle i seni. Anna gli mise una mano sulla bocca, soffocando il suo sfogo.

"Cedy! Cedy! Sei una delle truppe molto veloci."

Cedric trasalì, togliendo le mani dal suo seno quando lo sentì. In fondo, avrebbe voluto non averla mai lasciata nel suo sacco a pelo. Provava una profonda tristezza, pensava di aver fallito completamente. Le lacrime si formarono nei suoi occhi.

Anna si rese conto istintivamente di aver commesso un errore. Si chinò in avanti e lo baciò dolcemente sulla bocca. Allo stesso tempo ha ricominciato a muovere il bacino. Stava ancora tenendo il suo cazzo nella sua guaina.

"Ceddy, mi dispiace. Non volevo farti del male. È stato stupido quello che ho detto. Mi dispiace davvero. E per di più, dove sei venuto così bene."

Lo baciò di nuovo senza fermare il movimento del bacino nemmeno per un secondo.

Le lacrime scorrevano sulle guance di Cedric. Il suo peggior incubo si era avverato. Era venuto troppo presto e l'aveva delusa.

Anna si sdraiò accanto a lui e cercò di confortarlo. Le voltò le spalle e singhiozzò. Lo accarezzò dolcemente. Ma gli ci volle molto tempo per superare questa delusione.

"Vieni di nuovo di fronte a me", le fece cenno.

Si voltò esitante.

"Sono stato stupido quello che ho detto. Mi dispiace davvero."

Lo baciò dolcemente, teneramente e piena di sentimento. Cedric si sentì rilassare. Le dita di Anna avevano trovato la strada verso il suo membro.

"Penso che dovremmo prendere un nuovo preservativo."

Lei tirò delicatamente la gomma dal suo pene. Con le sue mutandine ha asciugato il suo sperma.

Lo baciò e gli accarezzò il cazzo con le unghie. È stato fantastico!

Con suo grande stupore ha avuto di nuovo un'erezione. Anna ha immediatamente arrotolato un nuovo preservativo sul suo pene duro.

Non gli diede tempo per ulteriori considerazioni, salì di nuovo su di lui. Immediatamente le afferrò di nuovo il seno.

"Ti piacciono le mie tette?"

"Sì, è bellissimo, bello quasi quanto te."

Ha detto davvero così?

Si sentì arrossire per l'imbarazzo. Fortunatamente non poteva vederlo nell'oscurità della tenda.

Anna si chinò verso di lui e lo baciò. Le è piaciuto il suo complimento. Suonava così diverso da quello che sapeva. Tipo di onesto. I complimenti degli ultimi tempi avevano tutti uno scopo, portarla a letto.

Cedric preme contro di lei e dopo alcuni tentativi il suo membro è penetrato di nuovo nella sua vagina.

"Cedric?"

"Sì Anna?"

"Non irrigidirti inutilmente. Se vieni, allora vieni. Così semplice."

"E tu?"

"Non preoccuparti. Otterrò i miei soldi. Continua a essere una così cara Cedylein."

Dopo un altro bacio, si alzò a sedere e iniziò a muoversi. Accompagnò ciascuno dei suoi movimenti pelvici con una presa salda sul suo membro.

Non ci volle molto e Cedric gemette sempre più forte. Anna gli mise una mano sulla bocca per attutire i suoi rumori. Il suo anulare scivolò nella sua bocca. Ha subito iniziato a succhiarle il dito. succhiare. Sorpresa, Anna si accorse di essere incredibilmente eccitata.

Le prese le natiche sode tra le mani. La massaggiò, la premette, la strofinò e trovò la sua rosetta con la punta delle dita.

Anna sperava che rimanesse così, poiché trovava poco eccitante la stimolazione anale. Ma oggi sembrava completamente diverso!

Cedric non fece alcun tentativo di infilare il dito dentro di lei. Il suo massaggio era così eccitante che anche lei aveva problemi a non diventare rumorosa. Più e più volte premette con forza il dito contro il suo sfintere, ma non fece altro.

Si muoveva sempre più violentemente sotto di lei. Anna non vedeva l'ora della sua prossima eiaculazione. Adorava quando poteva sentire la calda ricompensa per i suoi sforzi. Ma questa volta dovrebbe essere diverso.

Le dita di Cedric la eccitarono in un modo che non aveva mai visto prima.

Le sue dita scivolarono più velocemente e più eccitate sul suo ingresso posteriore.

Improvvisamente è sopraffatta da un tremendo orgasmo!

Si sostenne sul suo petto e cavalcò selvaggiamente sul suo cazzo enorme. L'eccitazione le fece dimenticare tutto. Sentiva solo l'avvicinarsi dell'orgasmo. Anna sussultò e gemette.

Cedric era ancora intrappolato dalla paura di deludere la donna dei suoi sogni. Voleva trattenersi, ma la sua eccitazione aumentava ad ogni movimento.

Spinse il bacino contro il suo addome sempre più violentemente, mentre le sue dita continuavano a scivolare sulla rosetta. Anna si appoggiò allo schienale, le mani avvolte intorno al seno, lasciandosi trasportare dalle violente spinte. Senza preavviso, il suo dito penetrò nel suo sfintere.

Anna sussultò per lo shock.

Harry si girò e si girò irrequieto nel sonno. I forti rumori nella tenda gli disturbavano il sonno. Proprio mentre si svegliava, Anna crollava.

Si gettò su Cedric e lo baciò forte.

Non aveva mai provato un orgasmo così violento!

Cedric era fuori di testa. Spinse il bacino contro il suo addome sempre più violentemente, mentre le loro lingue eseguivano una danza selvaggia.

Harry si svegliò brevemente.

Sentì il profumo di Anna. Aspirò avidamente l'odore a fondo, ma poi si voltò dall'altra parte e si avvicinò di nuovo.

Non si accorse di cosa stesse succedendo nella tenda, così come i due non si accorsero che Harry si era svegliato brevemente.

Cedric non si accorse del suo orgasmo. Era troppo occupato con i propri sentimenti. Solo quando si fu scaricato con violenti gemiti si accorse che Anna era sdraiata su di lui, stordita.

"Cedy! Cedy! È stato fantastico," gli sussurrò all'orecchio, mordicchiandogli delicatamente il lobo.

Sebbene gli piacesse la sensazione, presto divenne troppo pesante per lui. Anna si sdraiò accanto a lui e si accoccolò nell'incavo del suo braccio.

"Tornerò nel mio sacco a pelo e dormirò ancora per qualche ora. Non è rimasto molto della notte. Era bellissimo, Cedy. Se vuoi, lo rifaremo presto. Ti piace?

"Sì... certo... non posso sognare niente di più bello."

"Dammi un altro bacio," domandò teneramente.

Un bacio accennato si è trasformato in una coccola amorosa. Era riluttante a lasciare andare la sua dea. Ma era meglio così. Cosa accadrebbe se Harry li trovasse insieme nei loro sacchi a pelo domani? Si sono rivestiti velocemente. Tutti giacevano nei loro sacchi a pelo.

Cedric si voltò verso il muro della tenda e ancora una volta si godette il ricordo della serata. Il profumo di Anna era appeso nel sacco a pelo, lo annusò con piacere.

"Dormi bene, mio cedyle."

"Buonanotte Anna."

Era così esausto che presto si addormentò. Anna giaceva immobile nel suo sacco a pelo e ascoltava il suo respiro. Quando fu sicura che Cedric si fosse addormentato, si sbottonò i jeans e iniziò ad accarezzarsi i corti peli pubici.

Pensò alla serata.

Aveva notato per tutta la sera che Cedric l'aveva osservata di nascosto. Fin dall'inizio le era piaciuto il timido ragazzo di suo fratello. Ovviamente lui era troppo giovane per lei e non aveva mai pensato di andare a letto con lui. Ma oggi le è venuta proprio voglia.

E Cedric era solo un ragazzo dolce. Era magro con un corpo muscoloso e atletico e capelli castano scuro. Fin dall'inizio ha trovato i suoi occhi verde brillante molto interessanti. Irradiavano passione, sentimento e calore.

Peccato che avesse solo diciotto anni. A ventuno anni non c'era modo che potesse essere coinvolta con un ragazzo del genere.

Mentre rifletteva, continuava ad accarezzarsi. Adesso infilò un dito nella sua fessura. La sua eccitazione aumentò rapidamente. Poco dopo raggiunse un altro orgasmo.

A fatica riuscì a non gemere forte, come era abituata. Ci è voluto molto tempo prima che si calmasse di nuovo.

"Cedylein, hai qualcosa. Dovrei stare attenta o mi innamoro di te", mormorò.

Si addormentò con le mani tra le gambe.

Anna si è svegliata per prima.

Aveva ancora una mano tra le gambe. Sorrise pensando alla notte precedente. Era stata una buona idea che si fosse infilata nel suo sacco a pelo per riscaldarsi. Ora doveva smaltire i preservativi il più rapidamente possibile prima che suo fratello si svegliasse.

Il più silenziosamente possibile lasciò la tenda e andò nella foresta.

La pioggia di ieri aveva provocato un forte raffreddamento. Il sole non aveva ancora raggiunto il fondovalle. Trovò un posto tra i cespugli e si slacciò i pantaloni.

In questi momenti vorrebbe essere un uomo. Fare pipì in piedi era decisamente più facile. Dopo essersi assicurata di non aver trascurato le ortiche o le erbacce spinose, si accovacciò sul suolo della foresta. Aprì le cosce e svuotò la vescica piena. Mentre guardava il raggio, ripensò alla notte scorsa.

Solo il ricordo della dolce Cedric con il bel pene la fece rabbrividire. Ondate di eccitazione corsero sul suo corpo. Bella come Cedric, non aveva mai avuto rapporti sessuali.

La giovane aveva ottenuto qualcosa che nessuna delle sue precedenti amiche aveva raggiunto: un intenso orgasmo. Finora aveva sempre dovuto dare una mano.

Dopo aver finito di urinare, tirò fuori i preservativi annodati dalla tasca della giacca. Guardò le cose ben riempite con un sorriso. Sperava che ci sarebbe stato un seguito.

Con un cucchiaino che aveva portato con sé, scavò un buco nel suolo della foresta. Gettò i preservativi nella fossa e la richiuse con lo sporco.

Poi è tornata al campeggio e ha iniziato a sgombrare la sua tenda. Imprecò ad alta voce. Quasi tutti i suoi vestiti erano bagnati. Proprio mentre aveva appeso tutto ad asciugare, sua madre uscì dalla tenda assonnata.

"Buongiorno Anna."

"Buongiorno, mamma. Hai dormito bene?"

"Il poco tempo che mi ha concesso tuo padre, ho dormito bene. E tu? Che ci fai lì?"

"Tutti i miei vestiti si sono bagnati!"

"Mi aiuti con la colazione?"

"Certo, sto arrivando."

Dopo colazione, Cedric ha aiutato con i piatti. Harry e suo padre esaminarono la piccola tenda che perdeva.

Anna era andata a Mayrhofen per fare la spesa.

La madre di Harry lavò i piatti e poi li porse a Cedric ad asciugarli.

"Ti piace il campeggio?"

"Sì, è anche meglio di quanto pensassi."

"Ti manca la tua ragazza? Ne hai una?"

Cedric esitò e si sentì arrossire.

"Uhh... no... non ho una ragazza."

"Non capisco, un ragazzo così bello e dolce."

Carolin percepì il suo imbarazzo e cambiò argomento.

"Vado a cercare i funghi più tardi. Vuoi venire con me?"

"Non conosco i funghi. Userei sicuramente solo quelli velenosi."

"Nessun problema! Ti faccio vedere cosa stiamo cercando."

"Allora vorrei venire con te."

Harry e suo padre erano ancora impegnati a riparare la tenda di Anna.

"Riuscirai a risolverlo?" Carolin ha chiesto a suo marito.

"Non lo so, la cucitura si è strappata e non abbiamo la vera colla. Parlerò con Anna, o dorme nella nostra tenda o dobbiamo andare a Monaco e prendere una tenda di riserva dal seminterrato".

"Ci vorrà molto?"

"Non so perché?"

"Cedric ed io andiamo a cercare i funghi. Poi posso preparare un pasto delizioso."

"È un'ottima idea. Adoro i piatti a base di funghi."

Salutò il marito con un tenero bacio. Cedric la seguì nel bosco, cesto in mano. La tempesta di ieri era passata. Il sole ardeva dal cielo; presto Cedric fu bagnato di sudore.

Carolin, d'altra parte, non sembrava impressionata.

Dopo due ore non avevano ancora trovato funghi. Cedric cominciava a pentirsi di essere andato con loro. Carolin ha suggerito di prendersi una pausa. Si sedettero su un albero caduto e presero una pausa.

"Fa molto caldo oggi. Non dovresti credere che ieri abbiamo avuto un temporale del genere", ha iniziato una conversazione.

Cedric guardò oltre lei nella valle.

"È stata una pioggia battente. Suo marito ci ha spiegato che questo è più comune in montagna".

"Sì, il tempo cambia molto rapidamente."

Con la coda dell'occhio, guardò la madre del suo migliore amico sbottonare i primi due bottoni della camicetta. Mentre si sporgeva in avanti, poteva vedere in profondità nella sua scollatura.

Chiaramente non indossava un reggiseno!

Cedric si sentì arrossire per l'imbarazzo.

Carolin finse di non accorgersene.

"Dovremmo andare avanti. Ho sempre trovato funghi lassù. Ma prima devo andare un attimo tra i cespugli."

Si alzò e scomparve dietro un piccolo gruppo di cespugli. Cedric si prese cura di lei, poi sentì un leggero tonfo. Poco dopo tornò Martha.

Si strofinò il sedere.

"È più facile per voi uomini. Mi sono seduto in un'ortica. Andiamo."

Continuarono su per la montagna. Come lei aveva previsto, trovarono presto i primi funghi porcini. Carolin gli mostrò come sbucciare i preziosi funghi dal muschio con un coltello.

Quando alzò lo sguardo, diede un'altra grande occhiata alla sua camicetta. Smise di tagliare e guardò di nascosto le sue enormi dimensioni del busto. Carolin notò i suoi occhi e sorrise maliziosa.

Non si era sbottonata la camicetta per niente!

"Ti piace quello che vedi?"

Cedric arrossì. Deglutì e abbassò gli occhi.

"Sì," balbettò.

"Ho notato il modo in cui mi hai guardato di nascosto ieri. Puoi farlo apertamente. Mi piace quando piaccio agli uomini."

Le macchie rosse sulle sue guance divennero ancora più grandi.

Carolin gli sorrise.

"È un complimento per una donna anziana come me quando ai giovani piace il mio seno. Quindi, finché siamo soli qui, puoi guardare le dimensioni del mio busto senza vergogna."

Carolin mise il cesto di lato e gli prese il coltello di mano. Poi slacciò gli ultimi bottoni, si tolse la camicetta e la lasciò cadere sul suolo della foresta.

La parte superiore del suo corpo era completamente esposta!

Cedric sembrava sbalordito dal bel seno. I suoi capezzoli erano già rigidi e sporgevano di almeno un pollice.

Non aveva mai visto capezzoli così lunghi!

Gli prese le mani e lo tirò su un albero. Si appoggiò al tronco e gli mise le mani sui seni.

Cedric era sbalordito e non sapeva cosa gli stava succedendo.

"Sei soddisfatto ora?"

Non sapeva cosa dire.

Sotto le sue mani, i potenti capezzoli sembravano crescere ancora di più. Si chinò e baciò un capezzolo.

Carolin gli mise le mani intorno alla testa e lo strinse al seno.

"Puoi succhiare un po' più forte. Mi piace. Mi ricorda quando ho allattato i miei figli".

Lentamente seguì la sua richiesta e iniziò a succhiare sempre di più la grande verruca. All'improvviso lasciò andare la sua testa.

Cedric temeva che quella sarebbe stata la fine.

Ma quando alzò lo sguardo, vide una faccia leggermente sorridente.

"Stai andando bene. O sei naturale o hai avuto un buon insegnante."

Cedric balbettava.

"Io... uh... non ho molta esperienza."

Carolin sorrise e si chinò verso di lui. Dolcemente ma con fermezza, posò le sue labbra sulle sue. Cedric trasalì quando sentì la sua lingua.

La punta della sua lingua spinse dolcemente attraverso le sue labbra. Afferrò di nuovo i suoi seni paffuti e si divertiva con il gioco della lingua.

I baci divennero sempre più violenti ed esigenti.

Cedric sussultò quando la sentì aprire la cerniera dei suoi pantaloni e tirarseli giù. Afferrò delicatamente il suo membro e iniziò ad accarezzarlo.

Gemette mentre lei gli afferrò lo scroto e lo strinse forte.

"Scambiamo posto", sussurrò. "Appoggiati al tronco d'albero."

Ha seguito le sue istruzioni. Non appena si appoggiò a lei, lei si inginocchiò e baciò il suo pene rigido. Ha guardato incredulo mentre la mamma del suo migliore amico gli prendeva il cazzo in bocca.

Aveva visto cose del genere solo nei film porno prima!

Presto si sentì gemere forte. Le mise una mano sulle spalle. Poi si chinò su di lei e cercò di raggiungere di nuovo il suo seno. Stupito, notò che i suoi capezzoli erano diventati ancora più grandi. Li sfregò tra le dita.

Sorpreso, lasciò andare i capezzoli quando Carolin gemette sonoramente.

"Mi scusi, signora Plessen. Non volevo far loro del male."

"Non mi hai fatto male. Al contrario, lo fai molto bene."

Immediatamente le prese a coppa il capezzolo duro tra l'indice e il pollice. Le strinse, le strinse e le massaggiò il capezzolo molto più forte. Era così ipnotizzato da quei bei seni che non si rendeva conto di quanto fosse già eccitato.

All'improvviso sentì avvicinarsi il suo climax.

Le lasciò andare i seni, si appoggiò al tronco dell'albero e chiuse gli occhi. Carolin ha lavorato il suo fallo sempre più intensamente e allo stesso tempo ha graffiato lo scroto. Era meglio di quanto avesse immaginato nei suoi sogni più sfrenati. Ancora due volte si fermò e prevenne il suo orgasmo.

La terza volta, aumentò il suo sforzo e lo massaggiò così forte che esplose, urlando forte. Le tenne la testa e la spinse in profondità nella sua bocca in rapida successione. Il suo sperma le scese in gola a scatti violenti. Lei gli sorrise e ingoiò il suo seme. Gli tremavano le ginocchia e respirava affannosamente.

Caroline si alzò. La sua lingua scivolò sulle sue labbra, rimuovendo le ultime tracce del suo caldo carico. Si accarezzò il seno con una mano. L'altro che aveva tra le gambe.

Lentamente si calmò e tornò alla realtà.

"Che buon sapore. Vuoi provarlo anche tu?"

Cedric non sapeva cosa volesse dire. La guardò con aria interrogativa.

"Io... ehm... non capisco..."

Carolin sorrise mentre si toglieva la gonna e poi si toglieva le mutandine.

"Ho provato il tuo sesso, ovviamente hai lo stesso diritto se vuoi."

Lui annuì esitante.

"Quello... uhh... non l'ho mai fatto prima. Non so se posso."

"È abbastanza facile. Prova solo."

Cedric si inginocchiò davanti alla madre nuda del suo migliore amico. Da breve distanza guardò le sue parti intime. La prima cosa che vide fu un fitto triangolo di peli pubici neri.

La vista lo eccitava. Lentamente ma costantemente il suo corpo pompava sangue nel tessuto erettile del suo cazzo.

Carolin ha osservato il processo; un sorriso giocava sulle sue labbra.

“Sembra che ti piaccia la mia vagina pelosa. Questo rende felice una donna matura".

Gli diede un bacio, si sedette sul tronco e allargò le gambe.

Per la prima volta nella sua vita, Cedric riuscì a guardare tra le cosce aperte di una donna. Gli piaceva quello che vedeva meglio che nei suoi film porno. Si rese conto che i suoi capelli privati erano dello stesso colore nero corvino dei capelli della sua testa.

"Vieni, mio giovane stallone. Voglio sentire la tua lingua."

Incerto, Cedric si avvicinò all'obiettivo del suo desiderio. Carolin strinse e tirò i suoi capezzoli lunghi e rigidi.

"Puoi fare tutto quello che vuoi. Basta non mordere. Non mi piace."

La guardò stupito. "Perché dovrei morderti?"

"Alcuni uomini lo fanno, ma puoi dimenticarlo in un attimo."

Quando si sporse in avanti, un odore catturò le sue narici, aumentando ulteriormente la sua eccitazione. Le accarezzò delicatamente la punta delle dita tra i peli pubici.

"Osi. Non puoi sbagliare. Se qualcosa non mi piace, te lo dico."

Cedric fece un respiro profondo e lo lasciò uscire di nuovo. Guardare film porno era qualcosa di completamente diverso dalla realtà. La sua curiosità si è svegliata!

Spinse da parte i folti capelli e trovò la sua colonna bagnata.

Il profumo stimolante diventava sempre più intenso. Gli piaceva l'odore e si sporse in avanti per inalare di più.

Carolin osservò il suo desiderio ancora incerto di esplorare con un sorriso. È stato emozionante vedere il giovane esaminarle la vulva.

La grande sorpresa è arrivata quando ha aperto le labbra della sua figa. È apparso un filo bianco e sottile!

Cedric alzò lo sguardo incerto.

"Pensavo che ti sarebbe piaciuto rimuovere il mio tampone. Devi solo tirare il filo lentamente."

Non c'era bisogno che glielo dicessero due volte!

Il suo sesso si aprì lentamente e il tampone divenne visibile. Cedric non si arrese e presto lo aveva tirato fuori completamente. Guardò brevemente l'utensile tipicamente femminile.

"Lascialo cadere. E continua. Mi piace il modo in cui mi tocchi."

Cedric lasciò cadere la parte bianca e realizzò il sogno di innumerevoli fantasie di ponderazione. Tirò fuori la lingua e le toccò le labbra. Si era spesso chiesto che sapore avrebbe avuto.

È stato delizioso!

Sempre più veloce lasciò che la sua lingua scivolasse sulla sua fessura.

"Uh, stai andando bene," gemette.

Così incoraggiato, ha osato di più. La sua lingua scivolò sempre più velocemente sulle labbra della sua figa mentre le separava ulteriormente.

I suoi gemiti continuarono ad alimentarlo.

Le strofinò la vagina bagnata più velocemente e più forte.

Gli premette la testa contro il suo centro del piacere. Cedric leccava e succhiava come se fosse in gioco la sua vita. Avrebbe preferito non fermarsi mai. Improvvisamente le sue gambe si staccarono da lui.

"Mi deludi. Voglio sentirti."

Carolin scese dall'albero e tirò fuori dallo zaino un grande asciugamano da bagno. Stendendolo, si sdraiò sulla schiena e allargò le cosce.

"Dai. Voglio sentirti dentro di me."

Cedric si affrettò a mettersi tra le sue gambe. Contrariamente alla notte precedente, ha segnato al primo tentativo ed è scivolato nella fessura calda e umida. I suoi muscoli iniziarono una danza eccitante attorno al suo membro.

Dato che non era passato molto tempo dai suoi ultimi orgasmi, aveva più resistenza. Le sue mani si posarono sulle sue natiche e lo premette ritmicamente contro di lei.

Cedric oscillava tra la felicità e il panico. Aveva paura di tornare presto. Da donna esperta, Carolin lo ha percepito immediatamente.

"Se vieni, vieni e basta. Non devi trattenerti."

Era come un segnale per lui e si lasciò cadere nel suo orgasmo. Alcune violente spinte pelviche e lui ha pompato il suo sperma caldo nella sua vagina.

Ansimando pesantemente, si lasciò cadere su Carolin. Era solo felice. Lei gli accarezzò delicatamente la testa.

"Mi è piaciuto molto. Hai un bel cazzo."

Si voltò verso di lui e gli baciò la guancia.

Pensieri oscuri percorsero Cedric.

E se suo marito lo scoprisse?

Carolin sembrava avere un'idea dei pensieri che lo tormentavano.

"Ora abbiamo il nostro piccolo segreto. Spero che sia in buone mani con te."

Cedric annuì. "Non lo dirò a nessuno."

Lei gli sorrise. "Ora dobbiamo tornare al campeggio, altrimenti gli altri penseranno che ci siamo persi".

Si frugò in tasca, tirò fuori un assorbente e glielo tese con la mano aperta

"Vorresti ficcarmelo dentro?"

Cedric annuì. Ha frettolosamente rimosso il coperchio. Le spinse le labbra a parte e spinse il tampone in profondità nella sua vagina.

Caroline gemette.

"Stai andando meravigliosamente. Questo ti lascia desiderare di più."

Sulla via del ritorno si ricordò improvvisamente di aver fatto sesso con lei senza preservativo. E se ci fossero delle conseguenze.

Ha raccolto tutto il suo coraggio.

"Signora Plessen, non abbiamo usato la gomma. E se ci fossero delle conseguenze?"

Lei gli sorrise.

"Dovresti pensarci la prossima volta. Ma niente paura. Sto prendendo la pillola."

Lo attirò a sé e lo baciò.

"Sei un ragazzo davvero dolce. Che ne dici di fare una ripetizione stasera?"

Cedric la fissò con stupore.

"Come funziona? Sto dormendo in una tenda con Harry. E suo marito?"

Di nascosto pensava ad Anna. Cosa penserebbero la sua regina di cuori, la sua dea, il suo amore segreto?

"Lascia che sia questa la mia preoccupazione. Che c'è, vuoi?"

Cedric annuì felicemente con la testa. "Oh sì, moltissimo. Sei una donna meravigliosa, molto erotica."

"Va bene, facciamo un altro giro oggi."

Gli prese la mano e lo lasciò andare solo quando furono vicini al campeggio.

"Dammi un altro bacio", ha chiesto.

Si sono abbracciati e un bacio si è trasformato in un gioco di lingua appassionato e molto erotico. Ormai stava perdendo le sue inibizioni. Le sue mani le massaggiarono i seni.

Gemendo, si staccò da lui.

"Ragazzo, lo sei anche tu. Non sarai di nuovo duro, vero?"

"Sì, lo sono", annunciò con orgoglio. E per aggiungere enfasi, premette saldamente il suo membro rigido contro il suo corpo.

"Vuoi fottermi di nuovo velocemente?"

Cedric deglutì e annuì con la testa.

Posò il cestino dei funghi sul pavimento.

"Allora mostra quello che hai."

Si voltò, sollevò lentamente la gonna in modo provocatorio e si sporse in avanti. Guardò avidamente il suo culo grassoccio. Carolin si appoggiò su un tronco d'albero e allargò le gambe.

Non voleva perdere questa occasione!

Scopando una donna in piedi da dietro; un altro sogno della sua giovinezza.

Ha liberato il suo pene duro dalla stretta dei suoi pantaloni. Afferrò felicemente lo spago e tolse il tampone. Poi si fermò dietro di lei, le afferrò il bacino e gli spinse il membro tra le gambe.

Carolin gemette mentre lui la entrava profondamente.

"Ragazzo, ragazzo, hai una tribù potente."

Lentamente iniziò a spingerla. I suoi gemiti diventavano sempre più forti. Si chinò in avanti, le prese i seni sotto la camicetta e cercò i grandi capezzoli. Quando le strinse forte il capezzolo e lo allungò, Carolin fu sopraffatta da un violento orgasmo.

Ansimando pesantemente, si crogiolò nell'euforia che il ragazzo le dava. Lei ricambiò il favore con un vigoroso massaggio del suo membro. Carolin conosceva gli effetti dei suoi muscoli vaginali.

Non ha dovuto aspettare molto per avere la conferma.

Con un lungo "Ahh" il suo sperma schizzò nella sua calda cavità della lussuria.

Solo lentamente l'ebbrezza dei sentimenti si placò.

"Sei davvero insaziabile. Penso che sia abbastanza. Dobbiamo assicurarci di tornare."

Era riluttante a staccarsi da lei. Entrambi misero rapidamente in ordine i loro vestiti. Lo baciò sulla guancia.

"Quello è stato un bel finale per la raccolta dei funghi."

Poco dopo, tornarono al campeggio. Suo marito la stava già aspettando.

"Hai trovato qualcosa?"

Carolin agitò il canestro pieno.

"Abbiamo avuto successo. Abbiamo trovato degli ottimi funghi porcini".

Ha abbracciato suo marito come una coppia di sposini.

Dopo cena, il padre di Harry ha spiegato che voleva tornare a Monaco quella notte. La tenda di Anna era così rotta che non poteva essere riparata. Aveva una tenda di riserva nel seminterrato di casa. Anche Anna voleva cavalcare poiché l'inondazione aveva inzuppato la maggior parte dei suoi vestiti. Voleva prendere dei vestiti di ricambio. Anche Harry decise di andare; così avrebbe potuto passare una notte con la sua ragazza a Monaco.

Cedric non poteva credere alla sua fortuna!

Sarebbe rimasto solo al campeggio con la madre di Harry!

Dopo il pasto, i tre se ne andarono e promisero di tornare il giorno successivo entro l'ora di pranzo.

Carolin e Cedric si sono occupati dei piatti e hanno messo in forma le tende. Poi si sedettero stanchi davanti al fuoco.

Carolin aveva aperto una bottiglia di vino e Cedric una birra.

"Ebbene, che ne dici? Adesso abbiamo tutta la notte tutta per noi."

Cedric annuì entusiasta.

"Si potrebbe quasi dire che l'hanno pianificato."

"Ma non l'ho fatto. Non ci sarei riuscita perfettamente", rispose con un sorriso.

Cedric si alzò e si sedette dietro di lei e avvolse le braccia attorno al suo corpo. Carolin mise da parte il bicchiere e appoggiò la testa all'indietro.

Poi si accorse che stava diventando fredda. Il sole era tramontato da tempo, le stelle brillavano nel cielo notturno.

Cedric iniziò a baciarle il collo e le posò le mani sulle cosce. Carolin godeva della sua tenerezza. Quando le mise le mani sui seni, lei rabbrividì.

Adesso era completamente buio. Cedric smise di accarezzarlo.

"Devo andare."

Carolin annuì nell'oscurità. "Anch'io. Andiamo a fare pipì."

Lo trascinò dietro di sé fino al vicino confine della foresta.

"Vieni," gli chiese con un sorriso.

"Ma non è possibile," rispose nervosamente.

"Dovrei aiutarti?"

"Uhh... non capisco..." balbettò.

"Girati", ordinò.

Cedric le voltò le spalle e guardò nella foresta. Carolin gli si avvicinò, lo abbracciò e gli aprì i pantaloni. Lei gentilmente tirò giù i suoi jeans e tirò fuori il suo pene dalle sue mutandine.

Lei tirò indietro il suo prepuzio e lo puntò contro un albero.

"Vediamo un bel fiocco."

Cedric impiegò un po' prima che realizzasse il suo desiderio. Chiuse gli occhi e si concentrò sulla pressione nella vescica. Poi sentì la sua urina sgorgare dal suo pene.

Si appoggiò a Carolin e si godette questo momento intimo. Quando si fu scrollata di dosso le ultime gocce, spinse il suo pene nelle mutandine.

Poi fece un passo indietro, infilò una mano sotto la gonna e si tolse le mutandine. Con un sorriso, si abbassò e allargò le cosce.

"Deve fare pipì anche lei, signora Plessen?" chiese.

"Certo, devo."

"Posso guardarli? Aiutarli?"

"Tutto quello che vuoi."

Cedric le girò intorno e si inginocchiò dietro la donna. Afferrò il suo corpo snello, le tirò su la gonna e le accarezzò i folti peli pubici. Strinse delicatamente l'area in cui sospettava la sua vescica.

Carolin sussultò piano e si arrese al suo impulso. Non appena le prime gocce caddero sul pavimento, sentì la sua mano premuta saldamente contro le sue labbra.

Cedric fu sbalordito dal flusso caldo che gli bagnava la mano. La massaggiò sempre più forte. Anche quando la sua vescica era completamente vuota. Carolin iniziò a gemere di piacere mentre lui infilava un dito nella sua fessura bagnata. Aumentò la pressione, iniziò a penetrarla più velocemente.

Carolin si appoggiò sul pavimento e sollevò il bacino.

I movimenti delle sue dita diventavano sempre più veloci.

Poi sentì il suo corpo tremare.

Gridò di piacere mentre l'orgasmo le rotolava sul corpo.

Ci volle un po' prima che il suo corpo si calmasse. Non aveva mai avuto così tanto erotismo e soddisfazione in un giorno.

Si alzò e si raddrizzò i vestiti.

"Vieni, torniamo alla tenda", disse, prendendogli la mano. "Non vogliamo prendere il raffreddore".

Poco dopo si sedettero davanti al fuoco e si scaldarono. Carolin svuotò la bottiglia di vino mentre parlavano animatamente.

"Ora vado a dormire, Cedric," spiegò, ma la sua voce suonava leggermente confusa. "Buona notte."

Si alzò ed entrò nella grande tenda principale.

Cedric si prese cura di lei con stupore perché aveva sperato nel sesso notturno. Ma la madre di Harry sembrava ubriaca e stanca.

Tuttavia, non era ancora stanco. Finora quel giorno era stato il più emozionante della sua vita. Si è preso un'altra bottiglia di birra, si è seduto davanti al fuoco e si è goduto il cielo stellato.

Dalla tenda principale sentì un forte russare. Carolin sembrava profondamente addormentata. Questo lo ha reso curioso.

Si insinuò silenziosamente nella sua tenda.

Era avvolta in un sacco di pecora blu scuro e sembrava dormire profondamente. Si guardò intorno nella camera dei genitori di Harry.

Improvvisamente ho visto un vibratore nero e un dildo color pelle sdraiato sul bordo. Finora aveva visto solo qualcosa di simile su Internet. Curiosamente, esaminò i due giocattoli. Soprattutto il vibratore ha suscitato il suo interesse.

Più e più volte guardò Carolin addormentata, ma lei non aveva notato la sua presenza. Russava come uno sbuffo errante russo.

Si avvicinò silenziosamente al suo sacco a pelo e lo aprì. Quando questo era aperto, poteva aprire completamente il tessuto. Carolin dormiva completamente nuda!

Le allargò delicatamente le gambe e poté vedere che le sue labbra si aprivano leggermente con questo movimento.

Questo ha risvegliato la sua curiosità!

Ha preso il vibratore e ha sparso il lubrificante sul giocattolo.

Con una mano le spinse le labbra in due e premette l'erogatore di piacere artificiale contro la sua colonna. Spinse lentamente il sex toy nella sua grotta bagnata. Poi prese il telecomando e accese il vibratore. A poco a poco ha provato tutte le funzioni.

"Che stai facendo li?"

Cedric fu sorpreso.

Non si era accorto che Carolin si era svegliata e lo stava osservando con occhi curiosi.

"Io... uhh... mi scusi, signora Plessen," balbettò.

"Stai andando bene. Dove hai preso la pratica?"

"Non ne ho. È il primo vibratore che abbia mai visto."

"Continuare."

Carolin chiuse gli occhi e iniziò a massaggiarsi i seni. Era sicura che Cedric non avesse bisogno di aiuto.

Continuò a giocare con il telecomando e lo fece così abilmente che Carolin iniziò presto a gemere sonoramente. Lentamente aumentò l'intensità del vibratore.

Poco dopo raggiunse il suo culmine.

Il suo corpo tremava, il suo battito accelerava, i suoi occhi diventavano neri, i sentimenti erano così intensi.

Quando riaprì gli occhi, il vibratore era sparito. Cedric si inginocchiò nudo tra le sue cosce aperte e gli accarezzò il cazzo duro.

"Fottimi per favore," sussurrò eccitata.

Si sporse in avanti, spinse il suo pene tra le sue labbra socchiuse e la penetrò delicatamente. Carolin avvolse le gambe intorno alla sua schiena e premette il suo corpo contro la sua erezione.

Trovarono subito lo stesso ritmo.

Dentro e fuori, dentro e fuori.

Sempre più profondo, più duro e più intenso.

Poco dopo Cedric raggiunse il suo apice.

Ha pompato il suo sperma caldo nella sua vagina ancora e ancora, spinta dopo spinta. Quando ha sentito questo, ha ottenuto il secondo climax in pochi minuti.

Verso mezzogiorno del giorno successivo, i tre tornarono da Monaco. Harry e suo padre sgomberarono l'auto e poco dopo iniziarono a montare la piccola tenda sostitutiva.

Cedric ha aiutato Anna con il suo bagaglio.

"Cedy, dobbiamo parlare," gli sussurrò dolcemente all'orecchio. La guardò con stupore.

"Di cosa abbiamo bisogno per discutere?"

Anna mise la sua mano sulla sua.

"Vorresti fare una piccola escursione in montagna? Potremmo fare una bella chiacchierata."

"Sì, certo", disse raggiante. "Sono molto soddisfatto."

Due ore dopo erano già sull'Hollenzberg e avevano una vista meravigliosa sulla Zillertal. Direttamente sotto di loro c'era Mayrhofen, alla loro destra Zell am Ziller, alla loro sinistra Finkenberg con il possente ghiacciaio di Tux.

A quasi 1.600 metri di altitudine era piacevole, il sole non bruciava forte come a valle.

Anna aveva steso una coperta in un prato a lato del sentiero escursionistico. Prese una bottiglia d'acqua dallo zaino e la porse a Cedric.

"Perché mi guardi così pensieroso?" chiese incuriosito.

"Devono essere le farfalle nello stomaco."

Cedric la guardò con aria interrogativa.

"Non capisco cosa intendi."

“Ho riflettuto molto sul lungo viaggio. Cedric, mi sono innamorato di te."

Gli diede un bacio sulla guancia.

Cedric non riusciva a credere che una ragazza così carina si fosse innamorata di lui. Il suo sguardo fece battere anche il suo battito cardiaco.

"Intendi davvero questo?"

"Certo, Cedylein," rispose lei dolcemente. "Non è divertente con una cosa del genere. Che ne dici?"

"Anche io mi sono innamorato di te", ha risposto. "Sono passati cinque anni a settembre".

"Chiedo scusa?"

“A settembre di cinque anni fa ero a casa tua con Harry per la prima volta. Allora avevi sedici anni e sei la ragazza più bella del mondo. Quando ti ho visto per la prima volta, mi sono innamorato di te. Ci sono voluti solo una decina di secondi! Ti ho sognato solo per cinque anni. Non ho mai avuto una ragazza perché ho paragonato ogni ragazza a te, ma nessuna poteva competere con te".

"Mi ami da cinque anni?"

"Sì," disse imbarazzato, guardando il pavimento. Tra le dita giocava con l'erba rigogliosa dei pendii alpini.

"Sei dolce."

Anna appoggiò la testa sul suo petto. Le piaceva il formicolio delle sue dita che le accarezzavano i lunghi capelli.

Ancora una volta lo ha paragonato ai suoi precedenti amici. È giunta di nuovo alla stessa conclusione: Cedric era completamente diverso, era chiaramente molto speciale. Si sentiva completamente felice.

"Anna?"

"Sì, Cedyle?"

"Non so come dirlo. Ti dispiace che sono più giovane?"

"No, perché dovrebbe darmi fastidio?"

"Cosa diranno i tuoi amici?"

"Sono sicuro che mi prenderanno in giro un po', ma non mi interessa. Non sanno cosa ho in te. E credimi, se ti prendono in giro, allora possono sperimentare qualcosa. Non "Non preoccuparti, non ti mangeranno. La conoscerai presto, comunque. La mia migliore amica farà una grande festa in giardino tra tre settimane. È sempre una grande festa. "

Gli mise una mano sulla pancia e la spostò lentamente sui suoi pantaloni. Accarezzò teneramente il tessuto e sentì la sua erezione.

Cedric avrebbe potuto rimanere così per ore, ma gli dei del tempo non avevano comprensione. Una nuvola si mosse davanti al sole e poco dopo iniziò a piovere.

Fecero rapidamente le valigie e fuggirono nella valle. Mano nella mano inciamparono giù per il pendio. Cedric notò una roccia sporgente e tirò verso di essa Anna. Non appena raggiunsero il luogo asciutto, la pioggia divenne ancora più pesante. Si sedettero su un sasso che si appoggiava alla parete rocciosa come una panca e si avvolsero nella calda coperta.

Teneramente si accarezzò i capelli neri dalla fronte.

"È un bel posto, se solo non avessi così freddo."

Cedric la guardò sorpreso. "Non ho freddo."

Le mise un braccio intorno alle spalle e l'abbracciò forte. Guardarono la pioggia, che diventava sempre più pesante, abbracciati strettamente.

Un forte tuono fece sobbalzare entrambi. Flash dopo flash seguirono sempre più velocemente. La tempesta sembrava aver raggiunto la Zillertal.

Cedric osservava lo spettacolo mentre Anna si rannicchiava sempre più vicino a lui. La sua mano le scorreva incessantemente lungo la schiena, a volte anche lungo il collo.

Anna gli mise una mano sulla coscia e iniziò ad accarezzargli i jeans. Posò la mano sulla sua erezione e massaggiò il rigonfiamento.

"Vuoi per favore toglierti i pantaloni?" chiese in un sussurro. "Allora posso accarezzarti meglio," continuò quando notò il suo sguardo perplesso.

“Volentieri, ma uguali diritti per entrambi. Sarei felice se anche tu ti levassi i jeans”.

Con sentimenti di calore nello stomaco, Anna pensò che nessuna delle sue amiche le avesse mai chiesto qualcosa di così gentile. Le avrebbero semplicemente aperto la cerniera dei pantaloni e tolto il tessuto.

"Sei carino," sussurrò.

Entrambi si alzarono e aprirono i calzoni. Quasi con lo stesso ritmo si tolsero i vestiti.

"Anche il resto, Cedylein. Per favore!"

Le sorrise, afferrò le sue mutandine e le tirò giù. Osservava ogni sua mossa e ammirava la forma maschile del suo sesso. Il suo pene sembrava ancora più attraente di quanto avesse immaginato. Nell'oscurità della notte precedente era riuscita solo a sentirlo ma non a vederlo.

"Mi piace quello che vedo," sussurrò, sorridendo dolcemente.

"Ora tu! Per favore, voglio vedere il tuo corpo."

"Sei lussurioso," rispose con un sorriso e lo baciò amorevolmente sulla bocca.

Poi fece un passo indietro in modo che potesse vederla bene.

Se le slacciò i bottoni della camicetta e glieli tolse. Poi si è tolta il reggiseno.

Cedric fece un respiro profondo ed espirò mentre prendeva la forma perfetta del suo busto. Nella sua bellezza, Anna gli sembrava una dea appena uscita dall'Olimpo.

Era perfetta!

Con un sorriso provocatorio sulle labbra, afferrò la cintura delle sue mutandine e le tirò giù lentamente. Quando le mutandine raggiunsero il pavimento, si avvicinò a Cedric.

"Siediti, per favore," gli chiese.

Posò la coperta sulla pietra e si sedette. Anna strisciò sulle sue cosce e si accoccolò in grembo.

Il suo pene stava già sporgendo duro dal suo corpo nella sua piena dimensione senza alcuna influenza esterna. Anna gli si avvicinava sempre di più. Quando le loro labbra trovarono un bacio appassionato, il suo membro rigido toccò le sue labbra leggermente dischiuse.

"Ti amo, Cedy," gemette, sbattendo il suo pene in profondità nelle sue parti intime con un movimento deciso.

A Cedric piaceva l'attrito nella sua vagina, ma gli piaceva ancora di più il contatto visivo. Pensava di penetrare attraverso le sue pupille nella sua anima e di toccare il suo vero "io".

Anna si muoveva sempre più veloce, ma manteneva il contatto visivo. Vide i suoi occhi passare da una sfumatura di marrone a un verde scuro.

Solo quando i suoi gemiti sono diventati più forti e ha iniziato a muoversi selvaggiamente ha interrotto il contatto visivo. Anna pensava di volare attraverso l'universo, oltre le stelle splendenti, l'orgasmo scorreva attraverso il suo corpo così intensamente

Il suo climax iniziò all'alluce, corse attraverso le gambe, su per il busto ed esplose nel cervello. Tremava, gemeva, gemeva e perse il contatto con ciò che la circondava.

Quando ha aperto di nuovo la porta del presente, ha sentito il suo sperma caldo gocciolare fuori dalla sua vagina. Durante il suo viaggio attraverso l'universo si era riversato in lei.

"Cedy, è stato fantastico."

"Ti amo, Anna," sussurrò, baciandole la guancia e mordicchiandole il lobo sinistro.

"Ti amo anch'io, tesoro", rispose. "Dovremmo ricordare questa posizione, non ho mai sentito un orgasmo così intensamente."

Non appena furono completamente vestiti, accorse un cane da caccia e poco dopo un cacciatore sotto una spessa giacca antipioggia.

"Ciao, ti sei perso?"

"No, aspettiamo sotto quella sporgenza finché non smette di piovere. Abitiamo al campeggio Mayrhofen."

"Aspettare la pioggia? Ma bisognerà aspettare a lungo. Oggi difficilmente smetterà di piovere.

Il cane si sedette accanto a Cedric e si appoggiò sulle sue gambe. Anche quando il suo padrone lo chiamò, alzò brevemente lo sguardo, ma rimase seduto lì.

Il cacciatore ha riconosciuto il comportamento del suo cane con un sorriso.

"Immagino che ti piacciano i cani. Altrimenti non ti si attaccherebbe così."

Cedric scosse la testa: "In realtà, ho più paura dei cani strani".

"Dovresti sbrigarti e correre a valle. Stiamo vivendo una stagione delle piogge più calma in questo momento, ma il temporale si intensificherà".

"Grazie," rispose Anna, prendendo la mano di Cedric. Insieme si precipitarono lungo il sentiero nella valle.

Sono arrivati al campeggio completamente inzuppati.

Trascorsero il pomeriggio nella tenda principale giocando a vari giochi di carte.

Dal momento che grigliare era fuori questione, andarono a Finkenberg per cena. Quella sera nella taverna ci fu una festa della locale associazione di costumi, che fece sbuffare Harry con disprezzo. Il pensiero di dover ascoltare musica popolare tutta la sera lo rendeva cupo.

Pertanto, dopo cena, ha sollecitato una partenza immediata.

Quando raggiunsero Mayrhofen, la pioggia era quasi cessata. Così avrebbero potuto bere qualcosa insieme sotto il tendone.

Cedric non aveva idea che due donne avrebbero voluto passare la notte con lui. Dopo un'ora di piacevole conversazione, ciascuno degli uomini aveva già bevuto tre bottiglie di birra.

Cedric buttò giù la quarta bottiglia che Harry voleva dargli.

"No grazie, sono già stanco. Presto andrò di nuovo nella foresta e poi dormirò nella nostra tenda."

Dopo pochi passi sentì qualcuno che lo seguiva.

Si voltò e riconobbe Anna. Gli prese la mano e lo tirò rapidamente su.

"Non abbiamo molto tempo. Harry sarà proprio lì."

Dopo pochi passi si fermò e lo abbracciò. Cominciarono subito a baciarsi. Cedric le mise le mani intorno alla vita e l'abbracciò forte.

Un ramo spezzato li fece a pezzi. Suo padre è passato a pochi metri da loro senza accorgersene. Proprio dietro di lui seguiva un Harry leggermente ondeggiante.

Scivolarono tranquillamente di lato. Dietro un fitto albero speravano di passare inosservati. Ma non c'era tempo per più di qualche bacio.

Quando Cedric è entrato nella tenda, Harry era già nel suo sacco a pelo e si era immerso in una delle sue riviste porno.

"Devi vedere quelle tette mostruose!"

Cedric gemette internamente!

Era esattamente quello che aveva temuto. Harry ora avrebbe esaminato l'intero libretto con lui. Tutto ciò che voleva era sdraiarsi nel suo sacco a pelo e sognare Anna.

Ma Harry non capì, si avvicinò e gli mostrò le foto.

All'improvviso qualcuno bussò al telone.

"Sono io, Anna. Posso entrare? Anche la tenda nuova perde. Piove su di me."

"Certo," rispose Harry, nascondendo velocemente le riviste porno.

Anna strisciò nella tenda con il suo sacco a pelo.

"Grazie, è gentile da parte tua. Non ho voglia di dormire nella tenda principale. La mamma russa così forte."

Lanciò il sacco a pelo tra Cedric e il muro della tenda. Si infilò con cautela nella tenda e si infilò nella calda cavità del suo sacco a pelo.

Harry spense la torcia e si voltò per guardare altrove.

Anna tese la mano verso Cedric e gli accarezzò dolcemente il viso. Le baciò la punta delle dita e desiderò che Harry si addormentasse velocemente. Ma oggi non sembrava essere così, continuava a girarsi. Improvvisamente grugnì e si staccò dal sacco a pelo. Anna aspettò finché non ebbe lasciato la tenda.

"Sì, sì, la birra."

Cedric annuì. "Non lo vedevo così ubriaco da molto tempo."

“È un peccato che la mia tenda sia così piccola. Altrimenti potevi venire da me.

"Pensavo che la tua tenda perdesse?"

"Era una bugia bianca. Altrimenti avrei dovuto dormire da solo. Non saresti venuto da me, vero?"

Cedric si morse il dito.

"Tu sei uno per me. Ma non è vero. Volevo venire non appena Harry si fosse addormentato."

"Si addormenterà presto, ubriaco com'è. Ti dirò una cosa, se bevi così tanto, allora per noi è finita."

"Non ho problemi con questo, non mi piace l'alcol.

"Questo è un bene perché ho avuto brutte esperienze con uomini ubriachi."

Il ritorno di Harry pose fine alla loro conversazione. Dopo aver spento di nuovo la torcia, Anna ha tirato verso di sé la mano di Cedric e ha ricambiato la tenerezza che aveva ricevuto in precedenza.

Harry non aveva idea di cosa stesse succedendo che stava accadendo così vicino a lui. Pensava che dormissero entrambi profondamente e decise di sfogliare una rivista porno con la torcia. Per non svegliare gli altri, si insinuò nel sacco a pelo e coprì così la luce.

A differenza di Cedric, Anna non aveva idea di che tipo di letteratura tenesse sveglio suo fratello. Ma presto capì cosa stava facendo, perché anche i suoi gemiti soffocati non potevano essere ignorati.

Anna ha trovato la situazione divertente ma anche eccitante allo stesso tempo.

All'improvviso nella tenda era tranquillo. Il debole bagliore della torcia si spense e poco dopo un leggero russare mostrò che Harry aveva finalmente iniziato la sua strada verso il mondo dei sogni.

Rimasero immobili per un po'. Poi Anna non ce l'ha più fatta a sopportarlo nel sacco a pelo. Cedric la stava già aspettando.

Mentre si baciavano, iniziarono a spogliarsi a vicenda. Non c'era traccia della sua timidezza l'ultima volta. Si infilarono l'un l'altro nei pantaloni con i piedi. Non è successo tutto senza risate.

Improvvisamente Harry ansimò.

"Non puoi tacere. Voglio dormire."

"Anche a me, mi sono appena ricordato di una battuta di prima."

"Joker," ringhiò Harry e si addormentò di nuovo in un momento.

Anna premette avidamente il suo corpo snello e morbido contro Cedric. Lei baciò lentamente dal collo lungo il suo petto e giù. Finalmente aveva raggiunto il suo obiettivo!

Soffiò dolcemente un bacio sull'arto che si alzava ripidamente.

Cedric gemette piano.

Avvolse le sue labbra attorno al suo pene e iniziò a succhiargli la testa mentre si metteva una mano tra le cosce e si massaggiava intensamente il clitoride.

Gli raschiò delicatamente la pelle con le unghie fino a raggiungere il suo scroto. Ha solleticato le palle gonfie con la punta delle dita. Poi prese un testicolo tra tre dita e lo mosse avanti e indietro.

La sua lingua gli accarezzò la parte inferiore del glande nudo. Con i denti mordicchiò teneramente la testa della sua asta.

Cedric si alzò con piacere, dopodiché Anna lasciò che la sua lingua gli girasse intorno al glande ancora più velocemente. Fece un respiro profondo e rumoroso nei suoi polmoni mentre lei prendeva la punta del suo cazzo tra le labbra.

Il suo membro entrò lentamente nella sua bocca. Cedric continuava a provare a spingere il bacino in avanti per entrare più a fondo. Ma Anna riuscì a schivarlo abilmente. La sua lingua roteò sul suo sedere, cercando i punti delicati. Spinse sempre di più il suo pezzo duro nella sua bocca finché non lo ebbe completamente assorbito. Sentì il suo glande sul palato e iniziò a succhiare leggermente. Una mano gli solleticava le palle, l'altra mano raschiava le unghie affilate verso lo stomaco. Senti i suoi muscoli addominali tesi.

Una contrazione gli attraversò il corpo.

Aveva raggiunto il suo obiettivo e sentiva il suo orgasmo avvicinarsi. Ancora più velocemente succhiò la sua bacchetta. Voleva che le esplodesse in bocca.

L'indifeso Cedric è esploso e le ha pompato tutto il suo sperma in gola. Lei ingoiò tutto e assaporò il sapore gradevole del suo seme.

Dopo aver leccato il suo cazzo, è strisciata tra le sue braccia. Si accoccolò stancamente sulla sua spalla.

"Se Harry sapesse cosa stiamo facendo, sarebbe sobrio in men che non si dica," sussurrò.

"Di certo guarderebbe."

“Sì, mio fratello è un voyeur nato. Continua a cercare di guardarmi mentre faccio la doccia. Ma non gli ho mai fatto vedere più del mio sedere. Speravo che sarebbe successo una volta che avesse avuto una ragazza fissa. Ma nulla è cambiato".

"Se avessi una sorella così bella, ci proverei anch'io".

"Sono contento che tu non sia mio fratello."

"Anche io."

Anna gli diede un dolce bacio.

"Buonanotte mia cara. Dormi bene."

Cedric era troppo eccitato per dormire. Accarezzò Anna finché non si addormentò profondamente.

Harry gemette la mattina dopo.

"Oh dio, mi sento male."

Cedric si strofinò gli occhi assonnato. "Bevi solo di meno."

La risposta di Harry non era stampabile. È fuggito dalla tenda senza chiuderla dietro di sé.

Il freddo umido si insinuò attraverso l'apertura. Cedric pensò di restare a letto, ma la fame lo fece strisciare fuori dal sacco a pelo. Si vestì in fretta e si affrettò sotto la pioggia fino alla tenda principale.

Una buona colazione renderebbe la giornata più rosea.

"Buongiorno, Cedric. Siediti. Il tè sarà presto pronto."

Carolin gli fece l'occhiolino con un sorriso e si voltò verso il fornello a gas. Cedric si sedette accanto al padre di Harry e iniziò a spalmare la Nutella su un panino.

Poco dopo Marcel Plessen si alzò, afferrò le sue sigarette e lasciò la tenda principale.

"Sono fuori a fumare," disse addio.

"Ti abbiamo sentito ieri sera", disse Carolin quando suo marito se ne fu andato.

"Ho russato?"

"No, Harry ha fatto la parte."

Cedric aveva bisogno di qualche secondo prima di capire cosa intendesse Carolin per i rumori. Sentì le sue guance arrossire con un rossore. Ora era di nuovo il ragazzo timido.

"Va bene. È bello quando sei giovane e innamorato. Hai fatto sesso con mia figlia?"

"Uhh... no non proprio," rispose, imbarazzato.

"Ah, capisco," rispose lei, annuendo. "Ti ha dato la testa per farti addormentare. Uomini così, lo so da Marcel."

"Sì... ehm."

In qualche modo Cedric si sentiva imbarazzato a parlare con la madre di Anna delle attività orali di sua figlia.

"Sei arrossito, Cedric," disse, sorridendo. "Non so nemmeno che ti piaccia. Puoi svegliare per favore Anna?"

"Sì, certo, signora Plessen."

Cedric, ancora rosso in viso, si voltò e lasciò in fretta la tenda. Marcel si fermò davanti alla tenda e aspirò la sigaretta.

"La prossima volta avrai la tua tenda leggermente più grande. Allora ti sentirai più a tuo agio."

Corse velocemente sotto la pioggia fino alla sua tenda. Anna ha dormito profondamente e profondamente. Non si accorse che era strisciato nella tenda. I suoi lunghi capelli blu-neri le incorniciavano la testa come un'aureola.

Si sdraiò accanto a lei e le baciò la guancia.

"Che ore sono?"

"Quasi le dieci. hai dormito troppo, dovrei svegliarti, la colazione è già pronta."

Aprì il sacco a pelo e si vestì in fretta. Tenendosi per mano, andarono alla tenda dei loro genitori. Harry era ancora così impegnato con la sua nausea che non se ne accorse.

Completamente diverso dai suoi genitori.

Marcel fece un cenno ai due e spinse loro il pane appena spalmato.

"Buongiorno Anna. Sfortunatamente, dopotutto sembra che torneremo a casa. Ho appena sentito le previsioni del tempo. Dovrebbe piovere continuamente per i prossimi giorni. Non è così che il campeggio è divertente. Sta tutti bene se noi andare a casa?"

Hanno approvato all'unanimità la sua proposta.

Harry ha saltato la colazione. Continuò a oscillare tra tenda e foresta. Il colore del suo viso migliorò solo lentamente.

Dopo colazione cominciarono a smontare le tende. Carolin e Cedric si sono incontrati quando hanno dato via.

Durante il viaggio di ritorno, Anna si sedette al centro e tenne la mano di Cedric.

Circa tre ore dopo raggiunsero Monaco.

Il loro amore sarebbe durato nonostante la differenza di età?

2

SCOMMESSA VINTA!

Alla fine mi trovai davanti alla porta dell'appartamento e cercai disperatamente la chiave. Ho imprecato interiormente e ho preso mentalmente nota di riordinare finalmente la mia borsa come avevo fatto centomila volte prima. Naturalmente anche questa volta rimarrebbe un pio augurio.

Dopo un po' di ricerche e giochetti, era giunto il momento e mi trovavo nel corridoio della casa dei miei genitori. Abitavamo in una villetta a schiera nel quartiere Pasing di Monaco.

Era la fine di luglio ed ero in pausa semestre. Ho studiato storia dell'arte e musicologia all'Università di Innsbruck. Avevo deciso espressamente di andare in Austria perché ho dovuto vivere una spiacevole separazione dopo la maturità.

Quindi la distanza fisica da Monaco è stata buona per me.

Trascinai il trolley dietro di me nella mia stanza e mi lasciai cadere sul letto. Era così tranquillo in questa casa, molto diversa dal dormitorio dove ho alloggiato.

Poco dopo aprii la valigia, tirai fuori la borsa da toilette e la biancheria sporca e andai in bagno. I vestiti usati sono spariti nel secchio della biancheria e subito dopo ho lanciato la mia maglietta, i miei calzini e le mie mutandine.

Rimasi completamente nudo nella stanza piastrellata di verde e pensai, come tante volte, che l'architetto dovesse essere strangolato per la sua scelta di colore.

Mi sono dato una rapida occhiata allo specchio e mi sono reso conto di sembrare stanco.

Basta rinfrescarsi!

Dopo la doccia, sono andato nudo nella mia stanza e mi sono infilato sotto le coperte. Mia madre aveva appena rifatto il mio letto.

Chiusi gli occhi come da sola e cominciai ad accarezzarmi teneramente i capezzoli con la mano destra. Ero stanco, ma sapevo anche che non sarei riuscito a dormire senza prima alleviare me stesso.

Mi sono alzata con un sospiro e ho tirato fuori il mio vibratore nero dall'armadio. Ho controllato la sua funzione prima di scivolare di nuovo nel mio letto. Ho steso la coperta accanto a me perché mi piaceva potermi guardare mentre mi masturbo. Adoro la vista del vibratore che penetra nella mia vagina.

Allargo avidamente le cosce, carezzando i miei biondi peli pubici con il mio amorevole servo. Poi l'ho spinto lentamente nella mia colonna bagnata.

Si infilò facilmente dentro di me, come se fosse già stato previsto. Mi sono scopato lentamente con il dildo. Immediatamente i miei capezzoli si irrigidirono e crebbero in piccole torri. Con la mia mano sinistra ho impastato i miei seni, con la mia mano destra ho guidato l'aiutante ronzante in profondità nella mia vagina gocciolante.

No, l'ho letteralmente speronato nella mia fica!

Con il massimo delle prestazioni!

Così ho scalato la scala della lussuria.

Non ero più a conoscenza di nulla al di fuori della mia stanza. Un errore, come si è scoperto presto!

Gemendo, mi sono goduto la punta ronzante sul mio clitoride. Ho urlato, sussultato e mi sono voltato e mi sono girato.

Il mio orgasmo si placò lentamente.

Quando ho aperto gli occhi, ho visto un'ombra scura nel corridoio. Ho sgranato gli occhi per la sorpresa!

Catturato!

Lì c'era Henri, l'amico ventenne di mio fratello. Lo conosco da più di cinque anni. Entrava e usciva da casa nostra e passava tutto il suo tempo libero con mio fratello Lukas.

Sorpreso, chiusi le gambe, ma avevo dimenticato il vibratore, che si faceva sentire e mi costringeva ad aprire di nuovo le cosce.

Il diavoletto che era in me, però, ha subito preso il sopravvento e ho fatto qualcosa a cui altrimenti non avrei pensato nella vita.

Allargando le cosce più che potevo, ho tirato fuori lentamente il vibratore dalla mia vagina e l'ho portato alla bocca, dove ho iniziato a leccarlo. Il mio muco era dolce e odorava intensamente di orgasmo.

Ho lasciato le cosce aperte in modo che Henri avesse una buona visuale delle mie labbra, che si stavano lentamente richiudendo.

Rimase lì, incollato ai suoi piedi, a guardarmi. Ho visto il rigonfiamento crescere nei suoi pantaloni.

Solo quando il mio orgasmo si è placato e il vibratore è stato leccato, ho chiuso le gambe e mi sono seduto.

I suoi occhi lasciarono il mio addome e si concentrarono sul mio viso.

"Ehm..." iniziò a balbettare. "Scusa... non volevo..."

"Ma l'hai fatto!" Ho risposto puntualmente e in tono di rimprovero.

“Io... volevo... solo... uhhh. Ho visto qualcuno in casa e ho pensato che fosse tuo fratello".

"Hai notato che c'è un campanello in casa nostra?"

"Sì... uh... lo so, ma la porta d'ingresso era aperta."

Dannazione!

Ho dimenticato di chiudere la porta dietro di me.

Ancora non ha distolto gli occhi da me. Ha letteralmente preso la vista del mio corpo. Le mie gambe snelle e piegate, le mie tette giovani e sode e i capezzoli rigidi.

Il diavolo aveva ancora il possesso di me.

"Ti piace quello che vedi?"

"Ehm..."

Al rallentatore, voltò la testa dall'altra parte e mormorò: "'scusa'.

Stava per partire quando l'ho richiamato.

"Fermati! Henri, torna subito!"

La mia richiesta è arrivata con voce tagliente. Tornò furtivamente alla mia porta e mi guardò come un miserabile pasticcio. Abbassò lo sguardo imbarazzato, come uno studente sorpreso a fumare nel bagno della scuola.

"Cos'altro c'è?" borbottò.

"Vieni qui adesso!" Ho ordinato in modo molto dominante.

La sua espressione preoccupata e perplessa lasciò il posto alla sorpresa. Probabilmente non si sarebbe aspettato un tono del genere.

"Vuoi che io... entri...?"

"Sì!"

Entrò trotterellando e si fermò a circa un metro davanti a me.

"Vieni un po 'più vicino!"

Arrivò a debita distanza e cercò, con scarso successo, di nascondere la sua curiosità. I suoi occhi scivolarono avidi sul mio corpo.

"Non hai ancora risposto alla mia domanda!"

"Cosa..." deglutì. "Che domanda...?"

Il povero Henri fu così colto alla sprovvista che davvero non riusciva a ricordare cosa gli avessi chiesto.

"Ti ho chiesto se ti è piaciuto quello che vedi."

Ora Henri si è preso il tempo per esaminare il mio corpo in dettaglio. A quanto pare l'ha preso come un permesso per guardarmi a bocca aperta.

"Uhh... sì... certo! Sei bellissima, Naomi."

Ho allungato il braccio sinistro e l'ho premuta contro il rigonfiamento dei suoi pantaloni dal basso.

"Non di più?"

Qual era il problema con me?

Come un gatto che insegue felicemente un topo, l'ho preso su di me e non gli ho dato la possibilità di scappare.

"Sì, naturalmente..."

"Certo che cosa?"

Ho aumentato la pressione sui suoi pantaloni, facendo sì che il suo cazzo continuasse a crescere.

"Sei molto... sexy... una bionda vera, non lo sapevo", mi spiegò dopo aver guardato i miei peli pubici biondi.

"Ti piacciono i peli pubici?"

"Oh sì, moltissimo. Completamente nudo sembra un bambino piccolo. Ma non sono un pedofilo."

"Sei così eccitato dai miei peli pubici?"

"Non solo, tutto il tuo corpo è sexy."

Ho sbattuto la mia mano sul rigonfiamento, che ha riconosciuto con un grido di dolore.

"Quindi questo ti dà il diritto di fissarmi a bocca aperta e eccitarti, porco arrapato?"

Ho aumentato la pressione sul suo cazzo duro.

"No, certo che no," ammise subito imbarazzato.

"Va bene," risposi dopo averci pensato un momento. "Penso che possiamo fare un piccolo affare. Dopo che mi hai visto mentre lo facevo a me stesso, è giusto che ti guardi mentre lo fai come se ti masturbi, giusto?"

"Vuoi che mi masturbi qui davanti a te... uhhh... mi masturbi?" ne è uscito incredulo.

"Questo o lo dirò a mia madre che ti sei intrufolato in casa nostra per sorvegliarmi di nascosto. Allora sarai bandito da qui!"

"No, per favore non farlo," rispose ansioso.

"Allora faresti meglio a fare come ti dico," dissi bruscamente.

Ancora piuttosto riluttante ha seguito le mie istruzioni. Le sue mani andarono alla cintura e la slacciarono. Ho tolto la mano dal rigonfiamento e ho aspettato che si togliesse i pantaloni.

Quando ho visto la tenda nelle sue mutandine, non ho potuto fare a meno di leccarmi le labbra secche con la lingua.

Accidenti, mi sono reso conto di essere eccitato!

Il mio orgasmo di poco fa non aveva davvero contribuito al sollievo, ma mi aveva solo reso ancora più eccitato. Nel mio studio sarei andato qualche stanza più in là in un'occasione del genere e mi sarei fatto una bella scopata con uno dei miei amici.

Solo l'amico di mio fratello era disponibile per me qui!

Mentre si toglieva le mutandine, il suo cazzo duro è saltato fuori e ha oscillato nella mia direzione. Il suo pene era puntato pericolosamente verso la mia faccia.

Involontariamente aprii le cosce e mi accarezzai i peli pubici biondi con le dita della mano sinistra. La mano destra ha giocato con le mie tette.

"Ti farò eccitare se lo faccio?"

"Mi fai eccitare da quando ti ho visto per la prima volta cinque anni fa", ha risposto.

Cosa voleva dire con ciò?

Merda, l'amico di mio fratello è stato eccitato con me per così tanto tempo?

Mi fissò con gli occhi sbarrati. Il suo sguardo passò tra i miei seni e l'inguine mentre la sua mano destra si chiudeva attorno al suo cazzo, masturbandolo freneticamente.

Ho visto i suoi sforzi disperati per raggiungere un rapido climax per allontanarsi da me.

"Fermare!"

La mia voce echeggiò forte attraverso la stanza. L'amico di mio fratello mi fissò sconvolto.

"Non va bene! Ti muovi così velocemente che non me ne accorgo nemmeno!"

Obbedientemente, ora Henri cercò di masturbarsi un po' più lentamente. La ghianda rossa mi ha affascinato. Ogni volta che emergeva dal prepuzio, la piccola fessura si apriva. Vene spesse scorrevano attraverso il polo dell'amore sotto la punta del suo pene. Nello scroto rugoso, le due palle rimbalzavano su e giù ad ogni movimento.

Non potevo più guardarlo.

L'umidità saliva nella mia vagina e già gocciolava sul letto.

Ho messo la mia mano sinistra sulla sua destra e lentamente l'ho tirata via dal suo cazzo. Il suo fallo si contrasse verso di me. Presi il suo scroto in mano e lo massaggiai teneramente.

"Ohhh... ahhh! Naomi, cosa stai facendo?" gemette, poi smise di piagnucolare mentre gli stringevo le palle un po' più forte.

"Farò quello che voglio!" ho sibilato.

Poi ho preso la punta gonfia del suo pene in bocca. Ho succhiato avidamente questo frutto proibito e ne ho assaporato il sapore salato. Ho tolto la mia mano destra dal mio grembo e l'ho avvolta attorno all'asta del suo bullone.

Il suo respiro si fece più forte, più sferragliante.

Ho osservato da vicino le sue reazioni. L'elenco dei ragazzi che avevo fregato era abbastanza lungo da capire che stava per essere lì. Ora è sorta la domanda su come procedere.

Ero eccitato, questo era sicuro!

L'unico fottuto ragazzo in giro era in piedi di fronte a me con i pantaloni abbassati e il suo cazzo in bocca.

me ne pentirei?

Ho dovuto guadagnare tempo.

Così ho lasciato andare la sua verga, mi sono appoggiato all'indietro e ho allargato le gambe.

"Ora ricambia il favore e leccami la figa!"

Era cattivo farlo morire di fame così vicino al suo climax, ma avevo bisogno di tempo per pensare.

Era il migliore amico di mio fratello!

Un ragazzo di diciotto anni che conoscevo da anni.

Meglio se finissi questo in questo momento.

Ma ho dovuto riconoscere che Henri si è preso cura di me bene finora. La sua lingua era agile e veloce.

Dannato!

Sapeva leccare davvero bene!

Ha scopato bene come ha leccato?

C'era solo un modo per scoprirlo!

"Mmmmm! Stai andando bene", lodai il giovane.

Infatti, alzò la testa e mi sorrise amorevolmente e teneramente.

Era innamorato di me?

Merda, dovrei proprio fermarmi qui o gli spezzerei anche il cuore. Sarebbe sicuramente un male per il mio karma!

Ma aveva già ricacciato la lingua nella mia fessura.

Dannazione! Potrei anche purificare il mio karma nella mia prossima vita.

"Vuoi fottermi?"

Il migliore amico di mio fratello esitò solo brevemente.

"Sì, sì... ehm."

"Ma?"

"Sei sicuro di volerlo? Non mi hai nemmeno notato negli ultimi anni e ora vuoi fare sesso con me?"

"Il problema con voi uomini è che parlate troppo!"

Henri si alzò lentamente.

Il suo grosso cazzo duro dondolava su e giù davanti a lui. Sembrava delizioso! Il glande indicava esattamente la mia vagina semiaperta per pura attesa.

"Venga!"

Era solo una parola. Ho preso le mie labbra con entrambe le mani e le ho separate.

"Ti sta aspettando! Vieni a fottermi!"

Henri era solo un uomo, il che significa che il sangue gli era arrivato all'addome.

Di conseguenza, c'era una carenza di offerta nel suo cervello. Avrei potuto chiedergli qualsiasi cosa!

In pochissimo tempo fu completamente svestito. Era molto ben fatto, magro, muscoloso, un Adonis diciottenne.

Delizioso!

È strisciato sul mio letto e si è sdraiato tra le mie gambe. Ho preso il suo cazzo duro e l'ho guidato alla mia fica dai capelli biondi. Con una sola spinta ha speronato il suo cazzo nella mia caverna del piacere.

Mi sono appoggiato allo schienale e ho chiuso gli occhi.

Poi è successo qualcosa che non mi aspettavo.

La maggior parte dei ragazzi aveva iniziato a scoparmi forte, sbattendomi come un coniglio innamorato.

Non così Henry!

L'amico diciottenne di mio fratello aveva il controllo.

L'ha presa lentamente, ruotando il bacino, spingendo il suo cazzo in ogni angolo della mia vagina.

Paradiso! Era così buono!

"Mhmmmm..." ringhiai, "...sì...bene! Avanti!"

La sua mano sinistra afferrò il mio seno destro, flettendolo, giocandoci, accarezzandolo, facendo roteare il capezzolo, senza nemmeno fermare le sue spinte arrapate.

Uno stronzo multifunzionale! Freddo!

I nostri volti si avvicinarono e le nostre labbra si toccarono. Ho aperto la bocca e ho fatto uscire la lingua. Lo succhiò avidamente. Il calore della lussuria inondò il mio corpo.

"Henry! Henry! Non pensavo potevi farlo!"

Baciandoci ci fottemmo più impetuosamente. Secondo me, dovrebbe davvero essere in procinto di partire. Ma non ero ancora pronto!

Notandolo, mi avvolse tra le braccia e ci fece rotolare entrambi in modo che fossi sdraiato su di lui. Con gratitudine ho colto l'occasione per cavalcare sul suo possente palo. Così gli ho dato la possibilità di afferrare le mie tette, a turno mettendole in bocca e accarezzandole.

La mia corsa è diventata sempre più acuta, la mia eccitazione è cresciuta sempre più.

Ora ero io che stavo per raggiungere l'orgasmo.

Sapevo cosa volevo.

Così mi sono sdraiato su di lui e ci ho riportato nella posizione del missionario. Henri ha visto quello che volevo.

Ha iniziato a scoparmi con calma e in profondità, assicurandosi sempre che il suo cazzo toccasse le mie aree sensibili vicino al clitoride.

"Mhmmm," ringhiai di nuovo. "Fottimi più forte!"

Come richiesto, ha aumentato il ritmo. Il suo grosso cazzo ha arato la mia fica come un martello a vapore. Non potevo credere alla resistenza che aveva! Mi ha fottuto in profondità e con forza e la mia lussuria è aumentata alla stessa velocità.

Ero solo a pochi istanti dal mio climax quando ha sollevato il bacino e ha cambiato l'angolazione con cui mi ha spinto dentro.

Ho fatto un respiro affannoso mentre il suo cazzo ha colpito il mio punto g.

"Ohhh... yeahaaaa!"

Non potevo fare di più, perché ora tutto ciò che seguì fu il mio sussulto. Il mio desiderio aumentava ad ogni spinta e ci volle solo poco tempo prima che le onde finalmente si infrangessero su di me. Come un dollaro ha martellato il suo cazzo dentro di me ed ero fin troppo felice di darmi a lui.

Ho raggiunto l'orgasmo, piagnucolando, finché all'improvviso si è seduto e mi ha fatto cenno di girarmi.

Non avevo ancora il controllo dei miei sensi e rispettai goffamente la sua richiesta.

Non appena gli ho offerto il mio sedere, ha messo il suo cazzo sulla mia vagina e l'ha spinto il più in profondità possibile. Mi ha fottuto da dietro. Mi sentivo una cagna in calore. Questa posizione ha permesso al suo meraviglioso pene di penetrare in aree del mio corpo che non erano mai state toccate da un uomo prima.

Non posso più dire per quanto tempo mi ha usato. Ho perso quei secondi perché mi stavo ancora godendo il mio orgasmo svanito.

Improvvisamente ha iniziato a contrarsi e ha pompato il suo sperma nella mia figa. Il piacevole calore del suo succo d'amore si diffuse nel mio stomaco. Dopo qualche altra spinta, per lui era tutto finito. Si è rotolato su un fianco e mi ha tirato con sé finché non siamo stati sdraiati uno accanto all'altro nella posizione di cucchiaio.

Il nostro respiro era difficile

Improvvisamente ho sentito dei rumori nel corridoio!

Mio fratello minore Lukas era sulla soglia e ci sorrise.

"È andato tutto molto bene, Henri. A proposito, eri sexy quando ti scopavi."

"Che cosa?" chiesi completamente confuso. Ero senza parole.

"Le probabilità di scommessa erano così alte che non poteva rifiutare. Per due anni, le scommesse sono state su quando Henri sarà in grado di scoparti. Ho scattato foto fantastiche con il mio iPhone come prova. Non hai notato da quanto tempo ho ti stavo guardando."

"No... non può... non..." balbettai.

"Sbrigati Henri. Dovremmo occuparci delle vincite delle scommesse."

Henri si alzò e si vestì.

Prima di lasciare la mia stanza, mi baciò di nuovo dolcemente sulla guancia.

"Sei carina, Naomi. Ti avrei fottuto senza scommettere."

Poi ho capito che non avevo dimenticato di chiudere la porta d'ingresso. I due ragazzi mi stavano già aspettando.

Era stato un gioco prestabilito per vincere una scommessa!

3

GOLE BOSCHE IN SVIZZERA!

Ogni anno, quando sta tornando lentamente il caldo, non vedo l'ora che arrivi il campo estivo in Svizzera. Gli ultimi anni sono sempre state settimane molto belle. La prima volta che ero ancora un adolescente anch'io, è qui che ho avuto le mie prime esperienze sessuali e mi sento ancora molto a mio agio qui nei grandi spazi aperti.

Ma la marea è cambiata!

Ora mi è permesso stare con gli adolescenti durante il giorno e assicurarmi che non facciano quello che facevo io allora. Li conosco ancora tutti, questi trucchi e questi nascondigli segreti. Anche il mio gruppo target ora è diverso: gli assistenti.

Impressiona tremendamente le donne quando puoi occuparti dei bambini.

Questa è metà della battaglia per una sveltina.

Se anche tu sei affascinante e in forma, niente può davvero andare storto.

Ero molto entusiasta di Lisa!

È la sorella minore del mio migliore amico Tobias. Come ogni anno, ha organizzato questo viaggio per la chiesa locale. Dato che siamo cresciuti quasi come fratelli grazie alla mia amicizia con Tobias, conoscevo il suo sviluppo fisico. È passata dall'essere una semplice ragazza a torso piatto a una giovane donna molto erotica e bella.

Quando ho raggiunto il punto d'incontro, Lisa era già lì. Era sempre molto coscienziosa riguardo all'organizzazione.

Da una distanza di sicurezza, l'ho osservata mentre era in piedi sull'autobus con la sua lista di partecipanti. Il suo dolce viso angelico e soprattutto i suoi piccoli ma prominenti seni, che erano visibili sotto la maglietta, mi fecero subito un incantesimo. Era un seno piuttosto piccolo, ma le stava bene ed era mostrato al meglio dal suo fisico delicato. Aveva legato i suoi lunghi capelli biondi in una coda di cavallo. Ha una figura fantastica, con gambe lunghe e un sedere vivace.

In breve: era una dea!

Col passare del tempo, sempre più persone hanno iniziato ad arrivare, soprattutto i piccoli fastidi ei loro genitori. Mi sono guardato intorno e ho riconosciuto la maggior parte dei consiglieri degli anni precedenti. Erano tutte ragazze carine tranne Denise. Si vestiva sempre di nero, in stile gotico! Non ero mai stato dell'umore giusto per queste donne.

Quest'anno Tobias, il mio migliore amico e fratello maggiore di Lisa, era di nuovo lì. Negli ultimi due anni ha avuto una fidanzata fissa e ha preferito trascorrere le vacanze con lei. Per tre mesi è stato di nuovo single.

Natalie è arrivata come uno degli ultimi supervisori. Era nuova quest'anno e all'inizio sembrava un po' noiosa.

Sull'autobus ho subito scelto il posto accanto a Lisa. Eravamo pronti per partire e quando l'autobus è partito, ha contato due volte che tutti erano lì. Poi ha distribuito i pass del campo.

Poi si sedette accanto a me e fece alcuni respiri profondi.

Ci siamo guardati brevemente e abbiamo sorriso. Dato che ci conoscevamo da anni, c'era una confortevole intimità tra di noi.

Purtroppo non la vedevo da alcune settimane perché studia scienze dell'atmosfera all'Università di Innsbruck. Ancora oggi non ho capito di cosa si tratta, ma non volevo chiederglielo di nuovo.

"Come procedono gli studi? C'è qualcosa di nuovo?" Ho chiesto.

mi disse Lisa, raggiante di gioia.

"Ho un ragazzo da due mesi".

All'improvviso il mio buon umore è svanito, ho dovuto deglutire e balbettare leggermente.

"Fantastico... uhhh... sono contento, congratulazioni."

Per anni ho sperato che si sarebbe innamorata di me. Ho visto in lei la madre dei miei figli, la donna della mia vita. Ma aveva un ragazzo a Innsbruck.

Stupidi austriaci!

Quindi alla prima sosta mi sono guardato intorno per cercare gli altri supervisori.

Avevo bisogno di una donna per distogliere la mente dalle cose.

Inoltre, ero eccitato e volevo scopare.

Stupidi austriaci! Avevano preso tutte le mie speranze da Lisa.

Bene, allora solo un altro supervisore.

Ma merda, nessuno era come Lisa.

Sono andato da Tobias che aveva pensieri simili. Inoltre non sembrava gradire alcun supervisore.

La vacanza è iniziata tutt'altro che alla grande.

Il campo si trovava nel mezzo di una valle solitaria tra le montagne svizzere. Finora, la posizione è stata un grande vantaggio perché i supervisori non potevano uscire la sera per incontrare altri ragazzi. Dovevano accontentarsi di noi. Ma ora sembrava che stesse diventando uno svantaggio per me.

Dopo aver attraversato il tunnel del Pfänder, abbiamo raggiunto la Svizzera. In autostrada, ci volevano due ore di viaggio verso San Gallo. Poi abbiamo raggiunto la nostra destinazione, il piccolo Walensee nella Svizzera orientale. Il campo si trovava sulla sponda settentrionale vicino alla cittadina di Quinten. Il lago si trova a 419 m sul livello del mare. M. ed ha una superficie di 24 km^2. In estate era l'ideale per nuotare e remare.

Abbiamo annusato l'aria fresca di montagna. È sempre stato affascinante quanto fosse puro e corroborante l'ossigeno. Completamente diverso da quello a cui ero abituato a Monaco.

Le tende da 10 posti che sono state montate erano probabilmente gli avanzi dei vecchi tempi dell'esercito svizzero. Ah? La Svizzera aveva anche un esercito? Nessuna idea! La cosa principale era che il formaggio e il cioccolato erano deliziosi.

Poi i nostri protetti sono stati distribuiti ai posti letto. C'era una tenda per ogni badante.

Mentre i caregiver erano pieni, eravamo solo cinque assistenti maschi. Abbiamo generosamente offerto che una o due ragazze in più potessero stare con noi, ma sfortunatamente hanno rifiutato questa offerta.

I primi giorni sono stati stressanti, semplicemente estenuanti!

Dovevi costantemente guardare cosa stavano facendo i piccoli diavoli.

Sfortunatamente, niente è andato bene nemmeno con le ragazze.

Dovevo rendermi conto che quasi tutti erano stati assegnati con fermezza.

Dov'erano le tante donne single che venivano sempre riportate dai media? Almeno non qui in Svizzera!

Ho fatto altre due avance verso Lisa, ma lei mi ha bloccato. Al secondo tentativo, mi ha avvertito che avrei dovuto accettare il fatto, altrimenti avrebbe visto la nostra amicizia in pericolo.

Una sera mi sono seduto attorno al fuoco con Tobias, e le cose non sono andate per niente meglio nemmeno per lui. Abbiamo parlato della grande gita di un giorno il giorno successivo, che richiede solo circa la metà dei caregiver.

Avevamo il giorno libero, per così dire, e immaginavamo cosa potevamo fare delle belle cose. Così abbiamo deciso per un'uscita maschile nel senso classico: sport e birra. Prima ci dedicavamo all'attività fisica pagaiando lungo il lago e poi dissipavamo il nostro dolore per le donne scomparse. Era un buon piano B.

All'inizio del viaggio, potevi sentire la calma che scendeva sul campo. Tobias e io abbiamo colpito un altro colpo all'orecchio.

Abbiamo iniziato il nostro tour nel più bel sole di mezzogiorno. Armati di barca e pagaie, siamo andati sulla riva del lago Walen.

Da una distanza di sicurezza abbiamo visto Natalie prendere il sole sul molo. L'abbiamo osservata da una distanza di sicurezza. Non era necessariamente brutta, era più come noiosa. Ciò è stato sottolineato anche dal suo abbigliamento poco lusinghiero: indossava una maglietta grigia ampia e pantaloncini rossi al ginocchio. Non potevi nemmeno vedere un accenno di seno su di lei. Forse aveva un po' troppo grasso sulle costole? Sembrava antisportiva e più simile a una casalinga con due figli.

Ho guardato Tobias e abbiamo convenuto senza parole che probabilmente era l'ultima possibilità per questo campo.

"Non ne sono sicuro però, penso che anche lei abbia un ragazzo."

Ti ringrazio per questo incoraggiamento.

Ci siamo avvicinati al molo e Natalie ci ha riconosciuto.

"Ciao, sembra che voi ragazzi vogliate andare a remare."

Guardai brevemente Tobias. Come si dovrebbe rispondere a un'affermazione così intelligente? Pensava che saremmo andati a sciare in barca e pagaie?

Ho replicato succintamente.

"Ciao Natalie, stiamo solo andando a fare una passeggiata con le pagaie. Anche i più piccoli hanno bisogno di esercizio".

Mi guardò leggermente confusa. Dannazione! Dal momento che probabilmente avevo perso la mia ultima possibilità di fare sesso.

Tobias era un po' più aperto e amichevole.

"Vuoi venire?"

"Se per te va bene?"

"Chiaro! Entra, altrimenti non l'avrei chiesto."

Dopo che eravamo sulla barca, anche Natalie è salita a bordo. Il giro in canoa è già iniziato.

"Hai un obiettivo specifico?" lei chiese.

“Sì, ho sempre voluto remare a Chive Island. Non ci riuscivo da anni".

"L'isola dell'erba cipollina?" mi ha chiesto come se l'avessi fregata.

"Si chiama davvero così", ha detto Tobias, che probabilmente ha fatto un'impressione più fiduciosa su Natalie.

"È una piccola isola in mezzo al lago", spiegai.

"Suona bene."

Natalie si è seduta di fronte a me e l'ho guardata di nuovo.

Avevo ancora alcuni dubbi. Ma la speranza per il sesso era più forte. Il tour è stato altrimenti piuttosto tranquillo. Siamo arrivati all'isolotto dell'erba cipollina, abbiamo portato la barca fuori riva, abbiamo tirato fuori le coperte e ci siamo messi a nostro agio.

Abbiamo parlato, le abbiamo fatto domande e abbiamo cercato di rilassarla un po'. Ma lei rispose in modo piuttosto taciturno e riservato. Quindi abbiamo cambiato argomento e parlato dei giovani del campo e di quello che avevano fatto i piccoli fastidi. Abbiamo sentito che questo argomento la rendeva un po' più loquace.

Poco dopo diedi a Tobias un segno con gli occhi che volevo fare il bagno. Ci siamo alzati entrambi quasi contemporaneamente.

"Basta chiacchiere, andiamo a nuotare."

Natalie sembrò leggermente sorpresa.

"Non ho un costume da bagno con me!"

"Questa è una buona cosa, perché nemmeno noi."

Il suo sguardo sembrava ancora incerto. Ho cercato di convincerla.

"Ehi, siamo tutti adulti. Prometto di non distogliere lo sguardo da te."

Mi sono spogliato completamente nudo e sono saltato rapidamente in acqua. Tobias mi ha seguito e ha chiamato Natalie: "Dai, è stupendo".

"Va bene, se proprio devi."

L'abbiamo osservata felici mentre si agitava. Si spogliò, coprendosi il seno e l'inguine con le mani mentre correva velocemente in acqua. Purtroppo non abbiamo potuto vedere molto del suo corpo.

Era solo inibita?

Il suo corpo era imbarazzante per lei?

Certamente, non poteva reggere il confronto con Lisa. Ma abbiamo sentito che ci guardava. Aveva un ragazzo? Si spera di no.

Abbiamo lottato in acqua e abbiamo cercato di coinvolgerli. Quindi saltavamo spesso fuori dall'acqua, toccavamo anche lei. Ha scherzato insieme.

Dopo che ne avevamo abbastanza dell'acqua fresca, uscimmo di nuovo. Natalie sembrava un po' più rilassata. Per fortuna avevo portato un asciugamano in più per poterle offrire uno. Abbiamo cercato di studiarla mentre si asciugava. Poi si è avvolta nell'asciugamano.

"Ho sete. Toby, dacci qualcosa dal tuo zaino," gridai e strizzai l'occhio a Tobias. Tirò fuori dallo zaino una confezione da sei di lattine di birra e ne offrì una anche a Natalie.

"Non credo che la piccola possa sopportare una cosa del genere," ribattei e sembrò aver toccato il suo nervo sensibile.

Lei ha sfidato. "Bah! Dammi la parte!"

Abbiamo brindato insieme. Natalie ha cercato di aprire la lattina in un modo assolutamente cool e ha bevuto subito un sorso profondo. Le sue espressioni facciali la dicevano, probabilmente non le piaceva la birra. L'ha letteralmente soffocato. Ma voleva sembrare disinvolta e bevve un altro sorso. Quando il barattolo fu mezzo vuoto, era già un po' brillo.

Si è divertita e ha riso in giro. Guardo Tobias, ci siamo salutati.

Ho sfidato Natalie.

"Scommetto che non puoi ingoiare il resto della lattina in un sorso!"

"Ah, questo... vedremo."

Lei ha iniziato. Infatti, ha svuotato la birra. Ora stava biascicando e ondeggiando un po'. Diedi a Tobias un segno con gli occhi che avrebbe dovuto mettere via la birra.

"Vedi, io non sono... uhh... piccolo."

"No. Sei abbastanza cresciuto," rispose Tobias.

Ancora una volta abbiamo stabilito un contatto visivo e abbiamo cercato di indicare i passaggi successivi. Così ho lasciato che i miei occhi vagassero sui suoi seni. Finsi di perdere l'equilibrio e tirai il suo asciugamano, che cadde a terra. Si chinò per raccogliere l'asciugamano mentre noi fissavamo il suo seno nudo.

"Non fissate, porcellini. Non avete mai visto una donna nuda?"

"Sì, certo. Ma adesso ci sei solo tu. E possiamo dare un'occhiata, giusto?" Rispose Tobia.

Natalie raccolse di nuovo l'asciugamano e volle usarlo per coprirsi i seni.

"Siete degli ubriachi, sì. Allora! Basta guardare."

Ho tirato di nuovo il suo asciugamano.

"Oh, andiamo. Vediamo!"

"No..."

Ora sbattei le palpebre su Tobias e pianificai un altro attacco. Abbiamo tirato via delicatamente l'asciugamano e le sue mani. All'inizio sentivamo ancora una certa resistenza, ma dopo che le parti più importanti del corpo furono libere, lei non resistette più.

Ha biascicato un po' di più.

Non ero più sicuro della sua situazione in quel momento. Non sembrava così insicura come all'inizio, potevi già sentire l'orgoglio in lei. L'orgoglio di una volta in spiaggia con due bei ragazzi che erano interessati a lei. Nella mia mente, ho applicato la regola numero uno quando ho affrontato le domande: lode! Quindi ho cercato di apprezzare il suo corpo.

"I due seni sono davvero belli!"

Feci l'occhiolino di nuovo a Tobias. Quasi contemporaneamente abbiamo iniziato a strofinarle i seni. Allo stesso tempo, ha perso ogni timidezza e probabilmente si è lasciata cadere a causa degli effetti dell'alcol. Abbiamo sentito come la lussuria e il desiderio sono nati lentamente in lei.

Lei protestò solo leggermente.

"Hey, cosa stai facendo?"

"Niente che non ti piace," ribattei, prendendo il suo seno nella mia bocca. Ho lasciato che la mia lingua danzasse sul suo capezzolo rigido.

"Ooooooh! Oooh! Cosa mi stai facendo?"

L'ho sentita diventare davvero eccitata e l'ho spinta a terra. Tobias si passò la mano lungo le cosce. Dopo un momento aprì volontariamente le gambe. Tobias ha raggiunto il suo obiettivo. Ha giocato nel suo triangolo pubico e ha sentito la sua umidità.

Lentamente spinse un dito nella sua colonna.

Natalie gemette. Tobias mi ha mostrato attraverso le sue dita bagnate quanto fosse già bagnata ed eccitata.

"Va bene, leccalo!" L'ho ordinato.

Tobias si inginocchiò davanti alla sua vergogna. Natalie aprì ulteriormente le cosce per accogliere la sua testa. Non appena lui mise la lingua addosso, lei gemette forte. Per fortuna non c'era nessuno in giro che potesse sentirlo. A quanto pareva il tocco era già troppo per lei. Lei rabbrividì leggermente.

Mi sono presa cura dei suoi seni, ho succhiato e leccato i suoi capezzoli.

"Ti piace, Natalie?"

"Yeah Yeah!"

"Sei stato leccato molte volte?"

"Nooo, prima volta"

"Sei ancora vergine?"

"Nooo, ho già..."

Era così eccitata e ubriaca. Avremmo potuto chiederle qualsiasi cosa. Ma ho preferito rivelare i nostri piani.

"Bene, perché dopo vi fotteremo entrambi, va bene?"

"Sìsssssssssssssssssssssssssssssssss sssssssssssss insieme

Tobias ha fatto un buon lavoro. Aveva una lingua molto veloce. Mi sono dedicato ai suoi seni.

Improvvisamente, ho sentito un tremore diffondersi nel suo corpo.

"Sì, sì, bene, dai, sì, io cooooom!"

Poi tremò davvero. Ha urlato il suo orgasmo ad alta voce.

"Oh, è stato bello, così bello," gemette dopo essersi calmata un po'.

Nel frattempo, i nostri cazzi erano davvero duri. Per sicurezza, abbiamo aperto un'altra lattina di birra e gliel'abbiamo offerta. Ne bevve avidamente. Poi le abbiamo preso la lattina di mano e l'abbiamo appiattita sulla coperta. Tobias strisciò tra le sue gambe, allargò le cosce e spinse il suo pene duro nella sua colonna senza grandi parole.

"Oh, è bello e stretto!" ansimò.

L'attesa ribolliva dentro di me, ma dovevo ancora aspettare. Natalie ha riconosciuto quasi ogni spinta con un gemito.

"Sì, sì, sì, più in profondità", ha chiesto.

"Ti piace il mio cazzo?" chiese.

"Sì, va bene, spingilo bene e in profondità!"

"Ti sto scopando bene?"

"Sì, sei grande."

“Beh, anche tu sei bravo a scopare. Così dovrebbe essere".

"Allora fammi bene. Sì esattamente."

A volte Tobias parlava troppo durante il sesso. Ma non volevo lamentarmi, lei ha giocato insieme, questa è la cosa principale.

Mentre mi inginocchiavo accanto a loro due, ho scoperto per caso una videocamera che era caduta dallo zaino di Toby. L'ho acceso e ho filmato i due mentre facevano sesso. Chissà cosa potresti farci dopo. Come un promemoria. O per farle cambiare idea nel campo successivo, se ci sono solo donne portate di nuovo lì. Tobias aveva una buona presa su di lei, l'ha speronata come un coniglio.

Poi i due si baciarono brevemente. Toby è diventato ancora più veloce, scopandola altre due o tre volte, poi ha sborrato. Non appena ha pompato il suo sperma nella sua vagina, è balzato in piedi e mi ha preso la telecamera. Ora ha filmato Natalie da vicino, sdraiata sulla coperta con le cosce aperte. Ho sentito lo zoom della fotocamera.

Ora l'ha intervistata.

"Ti sei appena leccato e scopato?"

"Sì, lo sono"

"Ti è piaciuto?"

"Sì, è stato fantastico."

"Stai tradendo il tuo ragazzo in questo momento, vero?"

"Sì, lo so. Ma per quanto tu mi abbia appena sbattuto eccitato, presto diventerà il mio ex ragazzo."

"Sei una puttana piuttosto calda."

"Grazie, fai quello che puoi."

"Vuoi che Ben ti scopi adesso?"

"Sì grazie."

"Allora dillo."

"Per favore, Ben, fottimi."

Potresti sentire il suo livello di alcol. Perché queste cose raramente vengono dette con sobrietà. Ma al più tardi questa piccola intervista ha portato chiarezza.

Aveva un ragazzo, ma a quanto pare non era una relazione felice. Comunque, mi è stato chiesto di scoparla, quindi non volevo rifiutare la sua richiesta da gentiluomo.

Ho guardato il suo triangolo marrone chiaro di peli pubici, mi sono inginocchiato tra le sue cosce aperte e ho strofinato il mio glande attraverso la sua fessura.

Ho spinto lentamente il mio pene nella sua caverna del piacere.

Tobias non aveva esagerato, la sua vagina era davvero molto stretta. Era come se la stessi deflorando. Natalie inspirò ed espirò freneticamente. Sembrava soffrire leggermente quando la entrai con il mio pene. Tobias non è mal equipaggiato, ma il mio è un po' più grande. Lentamente scivolai ulteriormente nella sua gola, lo tirai fuori di nuovo e mi spinsi ancora più a fondo.

"Ti sto facendo male?"

"No, fottimi."

Non mi sono fatto ripetere una richiesta del genere due volte. Tobias ha provato alcuni primi piani con la telecamera e ha condotto un'altra intervista.

"Ti scopa bene?"

"Sì!"

"Ha la coda più lunga del tuo ex ragazzo?"

"E wiiii!"

"Come va per te, Ben?"

"Fantastico, una cagna davvero arrapata. Ci divertiremo un sacco."

Fortunatamente Tobias questa volta si è limitato alle poche domande. Altro sarebbe stato fastidioso.

Sono scivolato dentro e fuori di lei più velocemente ora, spingendo sempre più a fondo. Probabilmente sto anche toccando aree in lei che non erano mai state toccate prima. Potevo sentire il suo bacino premere contro di me ad ogni spinta. Il sudore stava già scendendo sulla nostra pelle nuda. Poi si è contorto violentemente nella sua figa.

Ha urlato così forte da farmi male il condotto uditivo.

Ma le convulsioni mi hanno anche aiutato a raggiungere l'orgasmo. Sussultammo e gememmo, ci guardammo negli occhi, poi ci baciammo profondamente e profondamente. Con un'enorme esplosione ho pompato il mio sperma nel suo utero. Ho sentito i suoi muscoli vaginali vibrare violentemente dai miei schizzi di sperma. È stato fantastico. Natalie era un giocattolo super cazzo!

Poi rotolai via dal suo corpo snello. Ci sono voluti alcuni minuti per riprendere conoscenza mentre Tobias le ha fatto qualche altro primo piano.

Natalie era ancora totalmente eccitata. "Wow, era già qualcosa."

"È stato fantastico. Sei sempre così bravo o siamo solo noi?" Le ho chiesto.

"A te. Solo voi due!"

Abbiamo bevuto un altro giro di birre e quindi abbiamo mantenuto il loro livello alto.

"Che ne dici di un piccolo dolce?" chiese Tobia.

"Che cosa avete da offrire?"

"Puoi mettere il mio cazzo in bocca."

"Ok, sembra delizioso."

Ho preso la macchina fotografica e ho filmato i due. Natalie sembrava un po' esitante. Prese il suo pene e iniziò a leccarlo con la lingua. Si poteva letteralmente vedere che non l'aveva fatto così spesso prima.

Ma Tobias l'ha motivata con più complimenti.

"Wow, è davvero buono. Ho fatto pompini peggiori."

L'ho vista sforzarsi di fare bene. Sessualmente era ancora piuttosto verde dietro le orecchie. Probabilmente potresti farne una vera puttana.

"Oh continua così. Fantastico. Oh sì. Prendilo nel profondo", le chiese di continuare. E lo ha fatto anche lei. Ora

Tobias ha preso il comando. Le prese la testa e determinò il ritmo.

"Sì, sì, oh, va bene. Sto per venire nella bocca della cagna!"

Le sue gambe iniziarono a tremare, gemette in modo incontrollabile e sbatté il suo membro nella sua bocca calda. Il suo fallo pulsò, i primi schizzi le atterrarono proprio in gola. Dopo aver ingoiato tutto, lui la lasciò andare, Natalie crollò, respirando affannosamente. Si asciugò la bocca. Comunque, sembrava che le piacesse.

"Non sei davvero male come suonatore di vento!"

"Uff, ecco come vanno le bolle. Non così male."

Ho passato la telecamera a Tobias e mi sono messo di fronte a lei con il mio cazzo.

"Se ti piace così tanto, allora vai avanti."

"Per quanto riguarda me?" chiese in attesa. "Voglio provare di nuovo quei sentimenti eccitati."

"Va bene, allora Route 69!"

Mi sono sdraiato sulla schiena e l'ho spinta sopra di me. Poi ho sentito la sua lingua sul mio glande. Allo stesso tempo, ho cominciato a mordicchiarle i peli pubici con le labbra.

Alla fine è riuscita a prendere il mio glande completamente in bocca. Si leccò la lingua mentre si strofinava i denti sulla mia pelle sensibile.

È stato fantastico.

Nel frattempo avevo trovato la mia strada tra i suoi capelli intimi e avevo spinto la mia lingua nella sua colonna. L'ho spinta più in profondità che potevo. Perché non avevo la lingua dei piedi? Sarei il dio leccato!

Ahimè, ero solo un uomo mortale, ma oltre alla lingua avevo un dito! Mi è venuto in mente un compito.

C'era un ingresso intatto appena sopra il mio naso.

Eccitante!

Ho spinto brevemente il mio dito indice nella sua vagina per inumidirla a sufficienza. Poi ho massaggiato il suo ano rugoso. Il suo sfintere ebbe uno spasmo e una contrazione al mio tocco. Freddo!

Mentre le mie labbra cercavano il suo clitoride, il mio dito indice le massaggiava l'ano. Ho spinto ma non potevo entrare mentre lei stringeva il culo.

Poi le mie labbra trovarono il suo clitoride. Ho succhiato la sua perla del piacere sulla mia lingua e l'ho mordicchiata delicatamente. Sembrava che le piacesse!

Ha sputato fuori il mio pene e ha urlato ad alta voce. In quel momento rilassò lo sfintere. Ne ho approfittato immediatamente e le ho fatto scivolare il dito nelle viscere.

Improvvisamente le sue urla cessarono.

Non sembrava che le piacesse il fatto che il mio indice stesse scrutando le sue pareti intestinali. Le mordicchiai il clitoride velocemente, sembrando distrarla dal mio dito mentre ricominciava a urlare.

O ho morso troppo forte?

Indipendentemente da ciò, ho succhiato e rosicchiato finché non si è calmata.

Tobias è venuto davanti al suo viso con la telecamera.

"Come quello che sta facendo Ben?"

"Mi ha infilato un dito nel culo!"

"Sì, lo so, l'ho filmato. Ti piace?"

"No, digli di ficcarsi quel dito nel culo."

"Non mi ascolta."

"Cosa posso fare per farlo smettere?"

"Dovresti continuare a succhiargli il cazzo, una volta che ha un orgasmo il tuo corpo perde interesse."

"Buona idea."

Immediatamente ha messo di nuovo la bocca sul mio pene.

Avevo trovato il passaggio segreto al perfetto sesso orale!

Più forte e più in profondità spingevo il mio dito nel suo intestino, più lei succhiava il mio cazzo con lussuria.

Potevo controllare il ritmo, il ritmo e la velocità della sua attività di soffiaggio con il dito nel suo ano.

Era questo l'interruttore che avevo sempre desiderato in una donna?

Era nascosto sulle pareti interne del suo intestino?

Sarei stato insignito del Premio Nobel per questa scoperta rivoluzionaria?

Ad ogni modo, le ho scopato l'ano sempre più velocemente.

Allo stesso tempo ho sentito il mio sperma lasciare i miei testicoli e cercare la via della libertà.

Poi tutto in me è esploso.

Ho raggiunto un climax sensazionale e le ho pompato il mio sperma in gola. Deglutì e deglutì, ma non riuscì a farcela tutta. Potevo vedere fili di sperma che pendevano dagli angoli della sua bocca.

Dopo che ho avuto il mio orgasmo, il suo corpo è diventato davvero poco interessante. Le ho tirato fuori il dito dal culo e le ho dato una pacca forte sulle natiche e l'ho spinta da parte.

Poi ci sdraiamo a lungo sulla coperta, completamente esausti.

Siamo saltati di nuovo nudi nel lago e ci siamo rinfrescati.

Natalie sembrava felicissima.

Dopo un po', la fame ci riportò al campo.

Nei giorni seguenti abbiamo sfruttato spesso l'occasione per scopare con Natalie. Diventò avida e insaziabile.

Al chiaro di luna era davvero romantico. E quando si è presentata l'occasione, abbiamo anche vagato per i boschi durante il giorno. Di solito si inginocchiava in qualche modo e noi la scopavamo da dietro.

Quando siamo tornati a Monaco, abbiamo preso strade separate.

Poco dopo mi chiamò Lisa, la sorella di Tobias. Mi ha detto che ha rotto con il suo ragazzo e voleva incontrarmi.

Lisa! Mia Dea! Il mio amore.

Chi era di nuovo Natalie?

4

LA FINESTRA DELLA FELICITÀ!

Ok, potrebbe suonare strano, ma a ventidue anni vivo ancora nella soffitta della casa dei miei genitori.

Tutti i miei amici a quell'età avevano già il loro appartamento o una fidanzata fissa.

Questo era il mio secondo problema.

Non avevo una ragazza!

Sono single da cinque anni ormai. Inoltre non ho avuto relazioni o avventure sessuali a breve termine. L'unico erotismo della mia vita mi è stato dato dalla mia mano destra.

Non era il mio aspetto. Ero un bel ragazzo, con i capelli castano scuro, gli occhi verdi e un corpo snello e atletico.

Era Chloé!

È la sorella minore del mio migliore amico Tim e vive proprio accanto. Mi sono innamorato di Chloé cinque anni fa. Da quel momento, non sono stato in grado di avvicinarmi, parlare o portare fuori nessun'altra donna. Ho pensato solo a Chloé; mattina, giorno e notte. Nei miei sogni e nella realtà.

Potevo vedere direttamente nella sua stanza dal mio lucernario. Così al mattino, giorno e notte, stavo davanti alla finestra sperando di intravedere l'amore della mia vita. Finché Chloé abitava dall'altra parte della strada, non mi sarei mai trasferita dalla casa dei miei genitori, anche se avessi ottant'anni.

Di conseguenza, non trovavo il tempo per continuare gli studi o uscire con gli amici. La finestra non lo permetteva, non potevo lasciare solo il vetro.

I miei genitori e amici ora nutrivano seri dubbi sulla mia salute mentale. Forse avevano ragione. L'amore non era una forma di follia?

A volte Chloé mi vedeva persino in piedi vicino alla finestra e mi salutava.

In quel momento il mio cuore si è fermato.

Quando era buio potevo guardare la sorella della mia amica nella sua stanza senza essere notato. Aveva una corporatura snella e atletica e lunghi capelli biondi, la maggior parte dei quali portava in una coda di cavallo.

Una sera non riuscii ad entrare nella mia stanza fino a poco dopo le 23:00. Stavo guardando il calcio con mio padre in soggiorno. Era la partita di Champions League tra Bayern e Arsenal. Sfortunatamente, ho potuto guardare Sky solo dai miei genitori. Il mio umore non era dei migliori perché anche il Bayern ha perso 2-0. Questa era la mia unica passione oltre a Chloé, tra l'altro; Bayern Monaco.

Solo per questo, alcuni testimonierebbero la mia follia.

Ma comunque, sono venuto nella mia stanza dopo la partita. Il mio primo modo è stato ovviamente alla finestra. Ho notato che la luce era ancora accesa nella stanza di Chloé.

Era sdraiata completamente nuda sul suo letto!

Non c'era dubbio su cosa stesse facendo!

Si è masturbata!

La vista mi tolse il fiato. Mi sono fermato di colpo e ho guardato mentre stava per scoparsi con due dita della mano destra. Con l'indice e il pollice della mano sinistra impastava, strinse e tirò il capezzolo duro del seno destro.

Ho subito sentito un formicolio tra le gambe. Nel mio corpo sorse un misto di amore e lussuria. Il mio pene è diventato duro!

Mentre la guardavo, mi massaggiavo il cazzo allo stesso ritmo mentre si penetrava con le dita.

Eravamo uno, nell'amore, nello spirito, nell'anima e nella velocità di jerk off. Almeno lo speravo.

Improvvisamente ha voltato la testa e mi ha guardato dritto negli occhi!

Mi guardò negli occhi senza smettere di toccarsi.

potrebbe vedermi

Stavo al buio.

Ma potevo sentire il suo sguardo entrare nel mio cervello attraverso i miei occhi e trovare la sua strada nel mio cuore.

Involontariamente ho fatto un passo indietro. Ma era già troppo tardi, perché Chloé alzò brevemente una mano e mi fece un cenno con la mano.

Ora l'ho visto. Ho lasciato la luce delle scale accesa in modo che potesse vedere la mia corporatura dalla finestra.

Alzai la mano imbarazzata e ricambiai con la mano. Poi sono uscito dalla finestra e ho chiuso velocemente le tende.

Accidenti, mi aveva davvero beccato a armare!

Ovviamente è stato incredibilmente imbarazzante! Ma d'altra parte era colpa sua, in fondo poteva aver tirato le tende!

Per calmarmi andai in cucina, mi versai una birra di frumento e bevvi un lungo sorso.

La vista di te mi aveva fatto eccitare completamente!

Si stava ancora masturbando?

Probabilmente aveva già tirato le tende.

Ma ero curioso.

Tornai nella mia mansarda, spensi la luce, mi misi dietro la tenda e la spinsi un po' da parte.

Con mia grande sorpresa, Chloé non aveva ancora chiuso le tende ed era ancora sdraiata sul letto, a masturbarsi duramente.

Non sembrava troppo infastidita dal fatto che potessi guardarla masturbarsi. Quindi probabilmente non era una puritana.

Nel frattempo, si massaggiò il clitoride con rapidi movimenti avanti e indietro.

Proprio mentre stavo tirando giù i pantaloni, cullando il mio cazzo duro, improvvisamente si alzò, si mise in ginocchio, afferrò un grande cuscino dal bordo del letto e se lo infilò tra le gambe.

Poi l'ha fatto davvero!

Cominciò a strofinare la vagina contro il cuscino con ampi movimenti avanti e indietro dei fianchi.

Ha scopato il cuscino!

"Dio mio!" gemevo.

Sarebbe bastato un altro tocco e il mio sperma si sarebbe schiaffeggiato contro il vetro della finestra.

Guardando la corsa sfrenata di Chloé sul suo cuscino, mi sono spogliata frettolosamente i pantaloni e mi sono masturbato il cazzo.

Poco dopo il mio corpo tremava e ho pompato il mio seme sul pavimento di parquet. Sono venuto molto forte e riuscivo a malapena a stare in piedi, le mie ginocchia tremavano. Quando il mio orgasmo si placò lentamente, barcollai verso il bagno. Quando sono arrivato lì, ho bevuto per la prima volta acqua fredda, mi sono lavato le mani e il viso caldo. Dopo la doccia, tornai di corsa alla mia finestra.

Ma Chloé nel frattempo aveva chiuso le persiane, quindi non c'era niente di più interessante da vedere. Probabilmente anche lei aveva raggiunto il suo culmine molto tempo prima.

La sera dopo sono andato subito al supermercato. Avevo appena pagato e stavo spingendo il carrello fuori dal negozio quando all'improvviso Chloé si è avvicinata a me.

Mi aspettavo che si lamentasse del mio armamento ieri, ma si è avvicinata a me con un sorriso amichevole.

"Ciao, Harry," disse con la sua voce meravigliosa. "Come stai?"

"Uhh... ciao Chloé, grazie... uhh sto bene e per ieri, mi dispiace davvero! Non volevo vederti... uhhh, stavo per chiudere le tende e.. ." balbettai imbarazzato.

"...e poi non potevi distogliere lo sguardo, giusto?" mi sorrise scherzosamente, cosa che mi sbalordiva ancora di più.

"Oh, no, no! Io allora... volevo...", balbettai un po' in preda al panico.

"Va bene! Non devi scusarti! Avrei potuto tirare le tende! Ma non m'importa che tu mi abbia osservato. In effetti, a dire il vero, mi ha eccitato un bel po'! Se sai cosa sono significa", ha spiegato.

"Uhh... no... non proprio."

"Mi piace quando mi guardi dal lucernario. Mi eccita, credo di essere un po' esibizionista!"

Lei mi sorrise.

"Oh, va bene, se è così, allora sono sollevato. Pensavo di averti disturbato."

"No, proprio il contrario! Ho pensato che fosse bello!"

Mi sorrise sfacciatamente in faccia.

"Purtroppo adesso devo andare! A presto," balbettai.

"Sì, speriamo a presto", disse Chloé in un amichevole addio.

Quando sono tornato a casa ho dovuto riordinare i miei pensieri.

Chloé esibizionista?

Non ti dispiaceva che ti stessi guardando di nascosto?

Più tardi passava, più a lungo stavo alla mia finestra ad aspettarla. Ma tutto era ancora buio.

Proprio mentre stavo lentamente rinunciando alla speranza, all'improvviso ho notato una luce nella sua stanza.

Ho spento velocemente la TV e la luce. Mi nascosi dietro la tenda e la fissai incantata.

Non c'era niente da vedere per alcuni minuti agonizzanti, ma poi improvvisamente entrò nella stanza. Aveva avvolto un grande asciugamano da bagno intorno al suo corpo e si stava asciugando i capelli bagnati. A quanto pare si era appena fatta la doccia.

Con mia grande gioia, non passò molto tempo prima che aprisse l'asciugamano da bagno e lo avvolse sullo schienale di una sedia. Ora era in piedi nuda nella sua stanza, ancora ad asciugarsi i lunghi capelli biondi.

Il suo bel corpo snello era abbronzato e in buona forma. Aveva dei bei seni vivaci con grandi capezzoli. Il suo culo stretto era facile da mordere. Le sue parti intime erano coperte da un triangolo di peli pubici biondi.

Con saggia lungimiranza, avevo solo indossato una camicia ampia. Il mio pene penzolava liberamente tra le mie gambe.

Chloé da allora aveva iniziato ad applicare la lozione su braccia e gambe. Poi le sue mani vagarono più in là sullo stomaco snello fino al seno. Di nuovo si versò un po' di lozione nella mano e la strofinò lentamente e felicemente con entrambe le mani sui suoi bei seni. La mantecazione divenne carezzevole e infine tenero impasto.

Ovviamente le è piaciuto. Anche da questa distanza pensavo di poter dire che i suoi capezzoli erano duri e gonfi. Proprio come il mio pene!

Chloé appoggiò una gamba sul bordo del letto, allargò le gambe, si versò la lozione nella mano e iniziò a spalmare la sua vagina, o meglio a massaggiarla con gusto.

All'improvviso ho notato che stava guardando nella mia direzione!

Non poteva assolutamente vedermi. La luce era spenta e io mi nascondevo dietro la tenda.

Perché stava ancora guardando la mia finestra?

Riusciva a percepire che la sto guardando?

Quindi ho preso una decisione spontanea!

Corsi al tavolino da caffè e accesi la lampada. Poi sono tornato alla finestra e ho tirato da parte la tenda.

Dopo un momento di esitazione, camminai a torso nudo davanti alla finestra e guardai Chloé

I nostri occhi si sono incontrati!

Alzai brevemente la mano e la salutai. Senza smettere di massaggiarsi la vulva bionda con la mano destra, sollevò la mano sinistra e ricambiò con la mano.

Mi batteva il cuore!

Mentre la guardavo masturbarsi, presi a coppa il mio cazzo duro e tirai indietro delicatamente il prepuzio. Il mio glande pulsava e desiderava più tocchi.

Alla fine si sdraiò supina sul letto, le sue parti intime puntate direttamente nella mia direzione. Poi piegò le gambe, allargò le cosce e mi sorrise complice. Ho avuto una visione perfetta delle sue labbra leggermente divaricate.

Ha messo entrambe le mani a sinistra ea destra della sua colonna e mi ha presentato la sua colonna bagnata! Un brivido caldo percorse il mio corpo a questo spettacolo incredibilmente caldo!

Dall'angolo e dall'altezza del telaio della mia finestra, ero certa che Chloé potesse vedermi solo fino all'ombelico, quindi poteva solo indovinare cosa stavo facendo al mio cazzo.

Ma non volevo privarla di questo!

Sarebbe stato ingiusto. Allora ho preso una sedia, l'ho messa davanti alla finestra e sono salito.

Adesso ero più alto di ben 50 cm, quindi ero sicuro che potesse vedere chiaramente il mio pene rigido.

Lo ha confermato immediatamente dandomi un pollice in su.

Ho iniziato a masturbarmi di nuovo con i miei stalloni duri mentre si accarezzava su e giù per la fica e si stuzzicava i capezzoli con l'altra mano.

Quando alla fine ha spinto lentamente due dita nel suo buco eccitato, ho dovuto rimuovere la mia mano dal mio membro per un momento, altrimenti sarei venuta. Il mio pene sussultava e oscillava su e giù senza che lo toccassi.

Non riuscivo a credere a quanto fossi eccitato non solo nel vedere Chloé masturbarsi, ma nel sapere che anche lei stava guardando me!

Ero sempre eccitato!

Improvvisamente si è seduta, si è girata e ha allungato le sue natiche strette verso di me. Con la mano sinistra si accarezzò prima le natiche. Infine, massaggiò la sua rosetta ben visibile con il dito medio e si trafisse lentamente lo sfintere.

La vista di lei che si toccava la vagina bagnata e il suo ano arrapato allo stesso tempo era finalmente troppo per me.

Un incredibile orgasmo mi attraversò il corpo, tanto che a malapena riuscivo a rimanere sulla sedia.

Aveva girato la testa di lato in modo da poter vedere esattamente come il mio sperma sgorgava dal mio cazzo e sparava contro il vetro della finestra. Spinta dopo spinta ho svuotato il mio pene.

A questa vista, anche Chloé ha raggiunto il suo culmine.

Indietreggiò brevemente, poi cadde distesa sul letto, tremando con alcune violente convulsioni. Per un po' rimase a pancia in giù, stordita.

Dopo una breve tregua, si alzò a sedere, si voltò di nuovo verso di me, mi guardò dritto negli occhi e si leccò il dito.

Le ho mandato un bacio, che lei ha ricambiato.

Il mio cuore ha avuto un sussulto.

Ho sentito questo gesto come se mi avesse davvero baciato.

Mia Cloe! Mia Dea!

Ci siamo salutati con un breve saluto.

La sera dopo suona il campanello.

I miei genitori erano a un concerto di Helene Fischer, quindi ho dovuto aprire la porta da solo. Mi sono messo un paio di pantaloni da jogging e sono corso giù per le scale. Dopo aver aperto la porta d'ingresso, sono quasi caduto all'indietro contro l'armadio.

Davanti a me c'era Chloé!

Mi sorrise mentre la mia bocca si abbassava e non potevo salutarla.

"Volevo ringraziarti per ieri! Ho pensato che fosse fantastico che tu mi guardassi. Il mio climax è diventato molto più intenso sotto il tuo sguardo", ha spiegato.

Non riuscivo ancora a emettere un suono.

"Posso guardare la tua finestra? Mi piacerebbe vedere il tuo angolo di visione della mia stanza."

Annuii con la testa in accordo, ancora incapace di emettere suoni umani. Di sicuro sembrava pensare che fossi una scimmia senza cervello.

Sorridendo, mi passò accanto e salì le scale della mia mansarda. Ho sbattuto la porta d'ingresso e l'ho seguita.

Quando ho raggiunto la mia stanza, era già in piedi davanti alla mia finestra e guardava il suo regno.

"Hai una buona visuale del mio letto", dichiarò. Le sue dita cercarono i resti del mio sperma sul vetro.

Cosa dovrei dire?

Ciao? Terra ad Harry. Si prega di inviare parole adatte!

"Spero che ti masturbi di più per me e mi lasci guardare", disse, leccandosi il dito con i frammenti di sperma che erano ancora attaccati al vetro.

Queste avrebbero dovuto essere le mie parole!

"Uhh... sì... volentieri," balbettai.

Che sciocchezza era quella? Terra a Harry, per favore invia una frase ragionevolmente articolata e non un balbettio insensato.

Si girò e mi guardò dritto negli occhi.

Le mie ginocchia hanno minacciato di cedere.

"Ti è piaciuto che ti ho visto farlo?" ha sondato.

"Sì, proprio così," esclamai come primo tentativo di una frase ragionevole. "Non ti ha dato fastidio, Chloé?"

"Ma al contrario. Sono rimasta stupita da quanto mi ha eccitato", ha risposto.

"Mi sembra molto confuso", dissi, più propenso a dire qualcosa e rompere il silenzio.

"Siamo ermafroditi."

"Per favore cosa?"

"Intersessuato".

Raramente dovevo sembrare stupida perché lei rideva di cuore.

"Voglio dire, siamo un misto di esibizionista e voyeur. Un ermafrodita, ci piace guardarci l'un l'altro, ma abbiamo anche bisogno di questa sensazione di essere osservati".

"Non l'ho vista in quel modo, Chloé."

"Ma è vero, no?"

"Hm."

"Ti piace guardarmi?"

"Non c'è niente in questo mondo che io desideri di più."

Mi sorrise dolcemente, gli occhi scintillanti.

"Ti è piaciuto che ti guardassi?"

"Non c'è niente di più bello in questo mondo che sentire i tuoi occhi sul mio corpo."

Sorrise di nuovo.

"La stessa cosa è successa a me! Quindi siamo ibridi", ha sorriso a quella dichiarazione.

Ci fu una pausa più lunga durante la quale mi guardò da vicino. Le mie guance arrossirono leggermente.

"Beh, se ci piace guardarci l'un l'altro, che ne dici di farlo uno di fronte all'altro. Riduci la distanza."

"Uh... cosa vuoi dire?"

"Potremmo farlo subito! Spogliamoci e guardiamoci mentre lo fanno!"

"Vuoi masturbarti davanti a me?" balbettai.

"Sì, se posso guardare anche te. Sai che siamo ibridi! Guarda e fatti osservare."

Non sapevo cosa dire. Il mio corpo pompava sangue nell'addome, il mio pene si irrigidì e premette contro il tessuto dei miei pantaloni della tuta.

"Gli piacerebbe," disse con un sorrisetto sul viso, guardando il rigonfiamento nei miei pantaloni.

"Hai ragione, Chloé," ammisi alla fine. "Non potrei immaginare niente di più bello."

"Fantastico! Sarà sicuramente fantastico!" esclamò entusiasta. "Come dovremmo farlo? Ti siedi sulla poltrona e io sul tuo letto?"

"Uhh... sì, per favore," balbettai di nuovo.

Mentre stavo ancora spingendo la poltrona davanti al mio letto, si è tolta rapidamente i vestiti. Prima che me ne rendessi conto, era seduta completamente nuda sul mio letto con le gambe aperte. Per un breve momento rimasi senza parole.

"Mi hai visto tutti per anni, vero?"

"Ehm... sì..."

"Da quanto tempo mi guardi?"

"Dal 1792 giorni."

"Lo sai esattamente?"

"Sì, non dimenticherò mai un solo giorno."

Mi ha lanciato uno sguardo che mi ha stretto il cuore, il battito accelerato e mi ha bagnato la fronte.

"Sei carino, Harry. Spogliati!"

Mi sono rapidamente tolto la maglietta e ho abbassato i pantaloni della tuta comprese le mutandine. Il mio pene aveva raggiunto un grado di durezza che era già come un'arma.

Si sporse in avanti e lo guardò da vicino. Sembrava scansionare ogni vena, piega della pelle e peli pubici. Rimasi perfettamente immobile, come una statua greca ammirata dai turisti.

"Sei bellissima," disse, sorridendo, alzando la testa e incontrando il mio sguardo.

"Uh... grazie," balbettai di nuovo come un bambino che ricevesse un ciuccio.

"Anche il tuo pene, a proposito", ha aggiunto.

Lei sorrise.

Stavo per avere un infarto. La mia pressione sanguigna era probabilmente

220/160, la mia frequenza cardiaca era 120.

Sapeva cosa ciascuna delle sue parole ha fatto al mio corpo?

Si appoggiò allo schienale, alzò le gambe e appoggiò i piedi sul bordo del letto. Ho avuto una visione diretta delle sue grandi labbra aperte e ho potuto vedere chiaramente che la sua crepa era già luccicante di umidità.

"Ti piace la mia vagina?" chiese mentre si metteva entrambe le mani sulla coscia e si separava le labbra esterne con un dito di ciascuna mano, in modo che la sua fessura rosso scuro si aprisse ancora di più.

"Sei stato creato da Michelangelo prima di tornare sull'Olimpo, giusto?"

"Sei dolce."

Ha iniziato ad accarezzarsi la fica bagnata su e giù con la mano destra. Con il dito medio della mano sinistra si massaggiò il clitoride, che era fuoriuscito dalla piega cutanea.

"Voglio guardare anche te," disse con decisione.

Ho avvolto con cura la mia mano attorno al mio cazzo duro. Qualsiasi movimento avrebbe innescato il mio orgasmo istantaneo, ero già così eccitato.

"Oh sì! Hai un cazzo fantastico! Mi piace molto il tuo pene. Perché non me lo hai mostrato prima", gemette mentre infilava due dita in profondità nella sua vagina.

"Guardami mentre mi fotto per te e fallo anche a te!" ansimò mentre si penetrava con le dita sempre più velocemente.

Anch'io ho iniziato a lavorare sul mio cazzo. Come sotto ipnosi, non riuscivo a staccare gli occhi dalle sue dita. Ho sentito il forte schiocco delle sue dita, ho visto l'umidità gocciolare dalla sua vagina.

"Oh sì! È così bello. Sega il tuo cazzo duro, fallo per me!" gemette forte, tirando fuori le dita dalla sua fessura, mettendole entrambe in bocca e succhiandole.

"Oh dio, sono così bagnata! Adoro guardarti", gemette per la lussuria mentre intingeva di nuovo le dita nel suo buco gocciolante.

"Ti eccita quando mi lecco il succo dal dito?" chiese ansimando mentre si leccava le dita per la seconda volta.

"Oh sì e come!" anche io sussultavo. "Amo tutto quello che fai. Una dea non può sbagliare."

"Sei dolce."

Fece scivolare di nuovo l'indice e il medio nella fessura con gusto, li tirò fuori e li leccò con la punta della lingua.

"Sì! Leccala per pulirla!" ho sussultato.

"Mi fai eccitare così tanto! Sto per venire!" gemeva sempre più forte mentre si scopava con le dita sempre più velocemente, strofinandosi il clitoride con movimenti rapidi.

Un forte profumo di sesso e lussuria aleggiava nell'aria.

Dopo un po', Chloé era finalmente pronta!

"Oh Dio! Sto arrivando! Ohh jaaaa!" praticamente ha urlato. Con un ultimo profondo "ohhhhhh" si alzò. Il suo corpo ha attraversato diverse convulsioni selvagge mentre uno zampillo del suo sperma è gocciolato sul mio letto.

La guardai incantata mentre sbatteva in un orgasmo davvero intenso proprio di fronte a me che sembrava a malapena fermarsi.

Poi è arrivato anche a me.

Ho raggiunto il mio climax pompando la mia sborra in enormi schizzi sul pavimento, attraverso il letto, colpendole persino la coscia.

Ci è voluto un bel po' perché i nostri corpi si calmassero.

"Oh wow! È stato davvero un grande orgasmo!"

Con un sorriso sfacciato, aggiunse: "Ti è piaciuto Harry?"

"Oh dio, sì e come!"

Ha di nuovo separato le labbra.

"La mia figa sta ancora gocciolando!"

Si strofinò il buco bagnato con tre dita, spargendo il suo succo su tutti i suoi peli pubici biondi.

"Vieni da me, Harry," disse con tenerezza.

Mi sono alzato e mi sono seduto accanto a lei sul letto. Mi tirò giù e premette le labbra sulla mia bocca.

È stata la prima volta nella mia vita che mi è stato permesso di baciare una dea!

Le nostre labbra si aprirono e le nostre lingue iniziarono un gioco d'amore. Ogni tocco ha creato un lampo nel mio corpo.

Mi accarezzò delicatamente lo stomaco con le unghie e si rese conto che proprio dal bacio il mio pene sporgeva di nuovo dal mio corpo in tutta durezza.

"Sei di nuovo rigido, Harry."

"Questo è ciò che accade quando una dea viene coinvolta con un essere umano."

"Sei dolce."

Si è girata sopra di me, ha afferrato il mio pene e l'ha guidato tra le sue labbra. Lentamente, senza interrompere il contatto visivo, si abbassò. Ho penetrato la sua caverna del piacere centimetro dopo centimetro.

Mi mise le mani sul petto e fece ruotare lentamente il bacino. Sembrava che le piacesse questa posizione.

Ben presto dimenticò quanto estatica fosse appena arrivata. Avanti e indietro, su e giù, avanti e indietro fece girare il sedere e quasi sentì di nuovo gli angeli cantare, era così eccitata da questo gioco.

Le massaggiai la schiena morbida con le dita.

Rabbrividì dalla punta dei piedi al capezzolo mentre sentiva il mio cazzo dentro di lei, dirigendolo nel modo in cui si sentiva meglio con certezza da sonnambulismo. Quando le ho preso a coppa i seni sodi e le ho pizzicato delicatamente i capezzoli gonfi, è stata schiacciata.

A differenza del precedente, questo orgasmo è cresciuto lentamente, rifluendo leggermente solo per tornare più intensamente. Piangendo dolcemente, provò brividi dopo brividi e proprio quando pensava che fosse finita, tremò di nuovo. Non aveva mai provato niente del genere in tutta la sua vita.

Rimasi completamente immobile dentro di lei e mi godei le contrazioni del suo corpo. Avendo appena innaffiato, stavo ancora resistendo.

Un dolce languore si impadronì di tutte le sue membra. Sentì un leggero, non fastidioso strattone nella sua vagina. Istintivamente sapeva che dopo questo monte di luci dell'Everest non sarebbe più tornata. Sollevò il bacino per liberarsi da me, si spostò di lato e allungò il sedere verso di me.

"Per favore, fottimi da dietro, mia cara", sussurrò.

Tesoro? Ha detto davvero tesoro?

Non riuscivo più a pensarci perché il mio cazzo voleva tornare nella sua caverna calda.

Così mi sono inginocchiato dietro di lei e ho lasciato che mi guidasse volentieri. Ha afferrato il mio cazzo tra le gambe e lo ha guidato delicatamente ma con fermezza fino alla sua fessura. Quando la mia testa si tuffò nella sua caverna, spinsi i fianchi in avanti. Con una spinta intensa, la penetrai per tutta la lunghezza.

L'ho presa per i fianchi e l'ho spinta forte. Ha artigliato le mani nel letto e ha cercato di ricambiare le mie spinte con uguale intensità. Mi sono stretto più forte, ho ruotato i fianchi e ho variato il ritmo.

Mi sono lentamente ritirato al suo cancello, solo per colpire di nuovo.

I nostri corpi si schiantarono sul mio letto come due grandi bestie che si accoppiano con un ruggito.

Sono venuta poco dopo!

Ho pompato il mio sperma nella sua vagina con enormi schizzi. Chloé iniziò a tremare dappertutto, alzando gli occhi al cielo e urlando il suo orgasmo.

Abbiamo avuto il nostro climax allo stesso tempo e siamo sprofondati in un mare di luci, stelle e fuochi d'artificio.

In quel momento, abbiamo sentito una fascia invisibile avvolgere i nostri corpi. Le nostre anime sembravano fondersi.

"Ti amo Harry."

"Ti amo da 1792 giorni", risposi.

"Sei dolce."

Mi ha attirato verso di sé e ci siamo sciolti in un bacio che non poteva mai finire.

5

CONCETTO DI PIOGGIA!

"Sono qui, finalmente!"

Questi erano i miei pensieri quando ho trovato questo lago. La via era pura tortura. Il corridoio della foresta era totalmente sabbioso e con la bici era più che estenuante. Inoltre, l'intera area era molto collinare. E poiché non era né segnalato né visibile in alcun modo, ci sono passato davanti. Ho dovuto lottare tra i cespugli per gli ultimi metri. Dopo aver trovato il lago, almeno sono stato risarcito. Era un idillio naturale che raramente si conosce.

Ed era in mezzo al nulla, nella parte più profonda e solitaria della Baviera. La cosa speciale era che questo luogo romantico, a differenza di tutti gli altri laghi della zona, non aveva nome.

Sono caduto nella sabbia e mi sono goduto la solitudine. Era un posto senza problemi.

Volevo nuotare, ma purtroppo avevo lasciato a casa il costume da bagno. Quindi sono entrato solo fino alle caviglie. Ho visto piccoli pesci che mi passavano, il che era un buon segno in laghi come questo. Mentre calava lentamente il crepuscolo, tornai indietro.

Ma il giorno dopo volevo tornare al lago, questa volta con il mio costume da bagno. Anche se il percorso era estenuante, andava bene per la condizione.

Come per caso ho ritrovato il mio posto, cosa non facile con i fitti cespugli. Poi sono caduto sulla sabbia e ho sonnecchiato per mezz'ora. Poi volevo entrare in acqua. Avevo già messo il bikini a casa. Mi sono tolto la gonna e la camicia.

In piedi nell'acqua fino alle ginocchia, il mio desiderio interiore di libertà ha vinto. Mi sono spogliata completamente nuda e ho lanciato il mio bikini sul soffitto. Penso che non ci sia niente di più bello che sentire l'acqua fresca di un lago nella foresta sulla tua pelle nuda.

Ho colto delle risatine da lontano, segno che non ero solo.

Devo riportare il bikini?

No, ci sono andato fino in fondo.

Ma mi sono fermato un attimo e mi sono guardato intorno a 360°. C'erano davvero alcune persone qui, ma erano molto sparse. Si potrebbe quasi dire che ognuno aveva la propria baia qui. E anche la maggior parte delle persone qui sembrava essere nuda. Se ricordo ancora le piscine all'aperto, dove razzolano intorno alla piscina come galline da cova, è solo libertà. Ho anche visto che il lago si allungava un po'. Molto più di quanto potessi vedere dal mio piccolo spazio.

Sulla via del ritorno, un nuotatore mi ha sorpassato abbastanza velocemente. Mi ha salutato. Per un momento ho pensato che fosse un incontro, ma il ragazzo voleva solo essere amichevole, altrimenti mi notava a malapena. Quando sono tornato nella mia baia, non ho sentito assolutamente il bisogno di coprirmi. Mi sono sentito libero. era il mio lago

Per me è stato un atteggiamento completamente diverso nei confronti della vita rispetto alle spiagge per nudisti con i loro doppi standard. Lì, dove i ragazzi vagano per i ranghi, fissando costantemente il seno delle donne per masturbarsi di nascosto più tardi.

Da quel giorno ho fatto un pellegrinaggio a questo lago quasi ogni giorno. Una volta ho incontrato una vecchia che, come me, stava girando dal sentiero nel bosco verso il lago. Abbiamo parlato e lei mi ha raccontato un flashback. Adesso aveva settant'anni e conosceva il lago dalla sua giovinezza. Ha scoperto che qui poteva fuggire dalla società tessile. Qualche anno dopo arrivarono gli hippy e alcuni '68. Si sedettero e cantarono canzoni. Non le dava fastidio, ma temeva che il lago potesse diventare un attrattore di folla. Da allora ha chiamato il lago "Hippie Lake". Fortunatamente, anche l'interesse per il lago è diminuito. E le piaceva ancora venire qui, anche se suo marito era sospettoso e pensava che lo tradisse, ma d'altra parte gli piaceva anche la sua abbronzatura completa.

È così che sono entrato in conversazioni con alcune persone. La maggior parte tende ad essere atletica. Perché se non puoi andare in bicicletta o fare jogging, o almeno camminare come la vecchia, non verrai mai qui. E per un vacanziere di Maiorca che si trova in Germania per risparmiare denaro, ci sarà sicuramente poca azione qui. Soprattutto perché non c'è strada o parcheggio qui. Ecco le persone che spuntano in modo diverso. A contatto con la natura, sportivo con una predilezione per la nudità.

Il lago sembrava avere ancora un significato per gli hippy, quindi di tanto in tanto ascoltavo musica ad alto volume degli anni '70.

Mi è anche capitato di sentire una coppia fare sesso e nessuno aveva prurito. Li ho guardati per qualche minuto coccolarsi, ma alla fine non è stato niente di speciale!

Un'esperienza impressionante è stata quella di tre giovani che sono arrivati in canoa e hanno remato attraverso il lago. Chiunque possa trasportare una simile canoa per chilometri attraverso la foresta non ha più bisogno di allenamento con i pesi. Una volta sono stato sfacciato e ho chiesto ai ragazzi se potevo andare con loro, nessun problema. È stata una bella sensazione quando tu, come donna, ti siedi davanti con il vento che ti soffia in faccia e tre ragazzi muscolosi seduti dietro di te che fanno oscillare le pagaie. E tutto nudo. Ma non avevo la sensazione che ora si stessero fissando, anche se ci stavamo scrutando un po'. Ma quello era solo con gli occhi, senza secondi fini.

L'estate stava volgendo al termine. Secondo il bollettino meteorologico, dovrebbe essere l'ultima giornata davvero calda. E ancora una volta sono stata attratta dal lago, intanto non ho più portato con me nemmeno il bikini.

Sebbene fosse insopportabile a Monaco, il clima al lago era piuttosto piacevole. Quindi mi sono tolto i vestiti e sono andato a rinfrescarmi. Mentre nuotavo in grembo, un altro nuotatore mi incrociò. Lo guardai negli occhi per un momento, poi ci salutammo. Mentre nuotava oltre, il mio subconscio ha detto: "Conosci questo ragazzo". La voce, il viso. Ma non ero ancora sicuro.

Quando sono tornato in spiaggia, ho riflettuto un po'. E mentre sonnecchiavo, il penny è caduto. Era Patrick, il migliore amico di mio fratello maggiore. Aveva due anni in più e il mio amore d'infanzia non corrisposto. Purtroppo si era trasferito a Vienna per studiare. All'inizio avevo il cuore spezzato, ma come tutti sappiamo, il tempo guarisce tutte le ferite.

Cosa ci faceva di nuovo Patrick a Monaco?

Ma era davvero lui?

Sembrava così diverso, solo i suoi luminosi occhi marroni erano ancora caldi nel mio stomaco.

Come dovrei scoprirlo?

Solo chiedere sarebbe stato stupido.

'Chi non osa, non vince' era la mia formula.

Quando l'ho visto scivolare con grazia attraverso il lago, mi sono tuffato spontaneamente in acqua. Mi sono fatto strada in modo che ci incrociammo.

Ci siamo sorrisi di nuovo.

'Ora o mai più', ho pensato e l'ho seguito.

È stata una bella sfida, ma per poco tempo ci sono riuscito. Quando si voltò e venne di nuovo verso di me, ho raccolto il mio coraggio.

"Non sei Patrick per caso?"

Smise di nuotare e mi guardò.

"Sì. Come mi conosci?"

Lo guardavo e non avevo più dubbi. Era lui!

"Fantastico. Indovina un po'!"

Ho visto le sue convoluzioni cerebrali funzionare. Poi sorrise.

"Sei Sarah, la sorellina di Julian, vero?"

Annuii e gli sorrisi.

"Che sorpresa. Sei davvero tu."

Gli ho spruzzato dell'acqua.

Abbiamo nuotato fino a riva, direttamente nella sua baia. Quando l'acqua è diventata bassa siamo corsi. E quando l'acqua era all'altezza del gradino, dovevo dargli una rapida occhiata. Il suo corpo magro e muscoloso mi fece accelerare il battito. Il suo pene leggermente curvo ha creato calore nel mio sesso.

I ricordi sono tornati all'improvviso.

Come ero stato innamorato di lui!

Ci sdraiamo sulla sabbia, ci avviciniamo e guardiamo le nuvole. Sentivamo di avere molto da raccontarci. Cosa abbiamo fatto allora e cosa ci ha attirato in questo lago. Qui ha trovato la natura e la tranquillità particolarmente importanti.

Poi non potevo più trattenermi. C'era un argomento che mi accompagnava da anni e che fino ad oggi non era stato chiarito.

"Ricordi il mio augurio di compleanno?"

"Cosa intendi?" chiese incuriosito.

"Il mio quattordicesimo compleanno. Ti sei seduto in giardino con mio fratello e mi hai chiesto cosa volevo come regalo. Ti ricordi la mia risposta?"

"Sì, certo, non lo dimenticherò mai", rispose. "Hai desiderato un bacio."

"Perché non mi hai baciato? Era il mio augurio di compleanno!"

"So che mi dispiace. Sembravi così giovane e fragile. Tuo fratello ha riso e io ero confuso. Ho pensato che fosse divertente, telecamera nascosta o qualcosa del genere".

"Sono rimasto davvero deluso".

"Mi dispiace."

«Oggi non è il mio compleanno» dissi con voce calma. "Ma puoi esaudire il mio desiderio di allora. Mi devi un bacio!"

"Va bene, ma è il mio regalo."

"Cosa intendi?" chiesi sorpreso.

"Ho dettato il modo del bacio, ok?"

"Certo, il tuo dono, le tue regole."

"Sì, ma dovrebbe essere almeno un bacio alla francese."

Doveva ridere.

"Sei ancora la Sarah che conoscevo!"

In quel momento, non ero davvero consapevole che il termine "bacio alla francese" potesse essere interpretato in modo diverso. Qui la mia bocca era davvero più veloce del mio cervello. Rimasi lì completamente rilassato e senza secondi fini mentre lui strisciava verso di me e mi sorrideva seducente. Mi aspettavo che le sue labbra si avvicinassero alla mia bocca per pagare il debito del bacio.

Ma mi sbagliavo!

Con le sue mani gentili mi afferrò per le cosce e allargò le mie cosce. Le mie labbra si aprirono leggermente. Si inginocchiò tra le mie gambe e si avvicinò alle mie parti intime con la faccia.

"Cosa stai facendo?" chiesi, sbalordito.

"Il mio regalo, le mie regole, ricordi?"

"Ma non sei troppo profondo per un bacio?"

"Ho detto quali labbra bacerei? Anche qui hai due bellissimi esemplari bagnati."

"Bunker," dissi, sorridendo alla sua guancia.

"Ma esaudirò il tuo desiderio. Ricevi un bacio alla francese, per giunta molto bagnato."

Poi ho sentito la sua bocca baciare la mia vagina.

Poi è arrivata, la lingua!

Mi ha toccato il clitoride e ho dovuto gemere brevemente. Ma la lingua non scomparve di nuovo. Come un bacio alla francese, lui la metteva in moto. Ha cerchiato il mio clitoride e le mie labbra.

"OK! OK. Hai riscattato il tuo debito d'onore."

Ma Patrick non ha pensato di porre fine al bacio alla francese!

Al contrario, ha usato il mio clitoride come controlingua per circondarlo. Volevo allontanarlo. Ma mi sono ritrovato a diventare debole, letteralmente.

In che situazione mi sono messo qui?

Come faccio a uscire da qui indenne?

Ma davvero non la pensavo più così. Ad essere onesti, mi sono semplicemente sdraiato di fronte a lui e mi sono goduto il bacio alla francese. Aprii ulteriormente le cosce e mi avvicinai un po' a lui. Mi accarezzò lo stomaco con le mani ed esplorò le mie zone erogene. Ma davvero non l'ho più capito.

I sentimenti nel mio addome dominavano. Stavo gemendo forte ora. E così lentamente ho sentito il mio orgasmo arrivare.

Sembrava riconoscerlo.

Per un momento fermò il movimento della lingua e rimase, ma senza staccarsi dal mio imbarazzo.

Quando ha sentito che l'onda si era calmata di nuovo, ha continuato al doppio del ritmo. D'ora in poi non diede pietà, leccando, baciando e succhiando continuamente le mie parti intime.

Poi sono venuto!

Il mio orgasmo è rotolato su di me.

Ho visto stelle colorate, ho sentito i salti mortali della mia pressione sanguigna. I miei occhi divennero neri per un momento mentre provavo sensazioni meravigliose come mai prima in vita mia.

Il mio addome tremava e tremava così tanto che aveva difficoltà a trattenere il bacio. Quando il tremore si placò, allontanò le sue labbra dalla mia vagina. Alzò la testa, mi sorrise e si leccò la bocca con la punta della lingua. Ero ancora un po' preso alla sprovvista al suo fianco e mi sono goduto il dissolversi delle mie onde orgasmiche.

"Oh, mi dispiace davvero. Non sapevo che ti sei agitato in quel modo quando ti sei baciato."

Per un attimo rimasi senza parole. Ero io che di solito avevo la lingua appuntita.

"Devo dirti una cosa, farabutto? Non sembri affatto dispiaciuto. Altrimenti avresti potuto chiedermi se sto ancora bene?"

"L'ho fatto, il linguaggio del corpo con te ha funzionato davvero bene."

A questo punto la sua lingua era solo più affilata.

"Beh, ora sei senza parole. Potresti davvero, beh, come dovrei metterla, potresti anche regalarmi qualcosa per il mio compleanno. Quid pro quo, capisci cosa intendo?"

"Come? Vuoi anche tu un bacio alla francese?"

"Certo, quale uomo non lo farebbe?"

"Non bacio tutti gli uomini!"

"Allora dimostrami che non sono un uomo qualunque per te."

"Sei cattivo!"

"No, fantastico! Guarda com'è duro il mio pene. Sarebbe molto felice di un bacio alla francese."

Abbiamo riso entrambi.

Ho dovuto entrare di nuovo dentro di me.

Volevo davvero farlo?

dovrei farlo

Mi sono perso per un momento.

Alla fine ho pensato, beh, lo farò, gli farò un favore.

Mi sono spostato in una posizione migliore e ho afferrato il suo fallo eccitato.

"Si sente bene," ho respirato, davvero impressionato dalle dimensioni e dallo spessore del suo cazzo.

"Anche la tua mano si sente bene, sono curioso di sapere se la tua lingua è altrettanto a suo agio."

"Sei cattivo!"

"Sei timido perché non riesco ancora a sentire niente sul mio pene."

L'ho morso molto delicatamente sul glande.

"Ahi. Stai confondendo qualcosa. La lingua è la cosa morbida in mezzo alla tua bocca."

"Grazie, sono già a conoscenza dell'anatomia!"

Ho leccato il glande una volta, ho interrotto quello che stavo facendo e l'ho guardato sfacciato.

"Cos'è? Perché non continui?" chiese, alzando il sopracciglio.

"Oh, all'improvviso non ne ho più voglia."

L'ho sottolineato in modo così stuzzicante che l'intenzione delle parole era abbastanza chiara: volevo giocare un po' di più con lui!

"Allora perche?"

"Allora te lo spiego. Prima che una donna si metta in bocca il pene di un uomo, vuole sentire che è qualcosa di speciale. Quindi pensa a un complimento e farò del mio meglio."

Sorrise. I suoi occhi erano belli.

“Sarah, anche allora eri la ragazza più bella che avessi mai visto. Tu sei la Gioconda delle ragazze, unica e bellissima.

La piccola principessa dei sogni è diventata una donna davvero attraente e molto erotica".

Le sue parole hanno colto il mio piacere per un momento. Il mio cuore si strinse come se una mano invisibile stesse stringendo. Il mio battito accelerato, la mia pressione sanguigna è aumentata.

Erano i complimenti più belli che avessi mai sentito da un uomo. E quelle parole provenivano da Patrick, il mio amore d'infanzia. Dovevo stare attenta a non piangere.

"Tu... ehm... è stato bellissimo," balbettai. "Ti meriti davvero un bacio alla francese ora."

Ho notato come stava lentamente diventando irrequieto. Un'altra interruzione avrebbe sicuramente risentito del suo pene. Ma non volevo rovinare tutto con i suoi genitali, chissà per cos'altro avrei potuto aver bisogno di lui.

Pieno di sentimento, leccai il suo duro albero su e giù con la punta della lingua. Ho sentito come fosse molto sensibile, soprattutto sul lato inferiore. Gli ho baciato lo scroto con le labbra, giocando con le sue palle. Chiuse gli occhi e si lasciò cadere.

Ho alternato le mie mani tra la sua asta, che ho mosso avanti e indietro, e le sue palle.

Ho circondato il suo glande con le mie labbra e ora ho lasciato danzare la mia lingua. Spesso mi sono bloccato sul nastro e ci ho giocato. Patrick si è letteralmente sciolto.

Mentre passavo la lingua sull'apertura, potevo chiaramente sentirlo ansimare in cerca d'aria. Mi sono sentito in controllo di lui e ho aumentato il ritmo. La lingua si alternava costantemente tra il frenulo e l'apertura, oltre a circondare occasionalmente il glande.

Nel frattempo, Patrick non poteva essere trattenuto. Potevo sentire il suo culo stretto tremare sotto di me, spingendo il suo cazzo dentro e fuori dalla mia bocca. Per un momento ho pensato a cos'altro potevo fare per lui come favore, ma proprio in quel momento ha raggiunto il suo apice.

Ero appena in tempo per tirare fuori il suo pene dalla bocca quando ha spruzzato il suo sperma nella sabbia mentre mi masturbavo.

"Sembra che a qualcuno sia piaciuto il suo regalo di compleanno."

"Vorrei fare un compleanno ogni giorno."

"Anche io."

Sono stati momenti meravigliosi insieme. Mi sentivo a mio agio con lui, non provavo vergogna o timidezza.

Siamo quindi tornati in acqua per rinfrescarci; nuotato per poche lunghezze.

"A proposito, intendevo quello che ho detto prima. Ti sei rivelata una donna molto attraente."

"Grazie, mi stai mettendo in imbarazzo."

Sorrise e mi prese la mano e la tenne stretta come per creare un legame invisibile che ci avrebbe legati insieme per sempre. Rimanemmo così per qualche minuto con pochi movimenti.

Quando abbiamo raggiunto di nuovo la sua piccola insenatura, ci siamo sdraiati sulla sabbia. Ho sentito in quel preciso momento che qualcosa era sorto tra noi o esisteva da molto tempo.

Ci sdraiavamo sulla schiena, guardavamo il cielo, non parlavamo e ci godevamo la vicinanza fisica l'uno all'altro. Poi siamo tornati a parlare. Esattamente dove vivevamo, cosa stavamo facendo e cosa pensavamo di fare in futuro.

"Beh, siamo onesti. Hai davvero pensato di nuovo a me dopo che mi sono trasferito a Vienna?" chiese.

"Ma già. Molto spesso anche. A differenza di te, non mi hai nemmeno riconosciuto quando ti ho parlato!"

"Cosa ti ha reso così sicuro che fossi io comunque?"

"I tuoi occhi."

Ora ho iniziato a chiedergli qualcosa.

"E cos'altro puoi ricordare del nostro tempo, allora?"

“Eri così giovane, così timido e fragile. Avevo paura di parlarti, arrossisci sempre facilmente".

"Ti sembravo timido?"

"Avevi quattordici o quindici anni, quindi è normale essere timidi, vero?"

Ci sorridiamo, avvicinandoci come se fossimo i poli di una calamita che inevitabilmente si tirano l'uno verso l'altro.

Mi passò la mano tra i capelli e me li accarezzò all'indietro. Poi si avvicinò con il viso finché le nostre labbra si toccarono e si unirono in un bacio.

Sono stato esposto a montagne russe di emozioni.

Le sensazioni che avevo già superato sono tornate. La stessa infatuazione romantica. Potrebbe essere di più?

O sono solo gli ormoni felici che il sole ha rilasciato in me oggi? Non mi era ancora del tutto chiaro. E forse, pensavo, il giorno dopo mi sarei odiato per quello in cui mi ero cacciato.

Mentre mi baciava, le sue dita accarezzavano il mio corpo. Mi ha toccato i seni, giocando con i miei capezzoli fino a che non sporgevano dal mio corpo. Poi le sue dita danzarono sul mio ventre piatto e poco dopo raggiunsero il mio triangolo pubico.

Ho allargato le gambe.

Lo riconobbe come un invito e mi strofinò teneramente il clitoride.

Ero quasi stordito dall'eccitazione. Tutto girava, mi sembrava di essere a corto di piacere.

"Ti voglio, Patrick", ho respirato. "Ma non funziona."

"Perché?"

"Non sto usando il controllo delle nascite, o vuoi sentire l'imbottitura della cicogna?"

Patrick si girò di lato, tirò fuori un preservativo dalla tasca e me lo tenne sotto il naso con un sorriso.

"Soso, un giovane preparato."

Ho guidato la sua mano direttamente alla mia vagina. Quello era il punto di non ritorno. Almeno moralmente.

Ma volevo sentirlo dentro di me. Il suo dito ha fatto un buon lavoro e dopo pochi minuti mi sono sentito fisicamente pronto.

Ho fatto scivolare il preservativo sul suo enorme pene.

Dato che era già sdraiato sulla schiena, mi è stato permesso di iniziare con la mia posizione preferita: il pilota.

Mi sono seduto su di lui e ho giocato con il suo cazzo in modo che mi accarezzasse le labbra. Ma non l'ho ancora fatto entrare.

Lo guardai negli occhi. I suoi occhi comunicavano con me. Sembravano in attesa. Mi hanno detto di lasciarlo finalmente entrare. Potrei sempre essere una bestia. E così ho continuato a muovere il mio addome molto delicatamente. Speravo che me lo chiedesse, mi sfidasse o mi penetrasse con predominio.

Ma non venne niente tranne quello sguardo amorevole.

"Hai il coraggio?" chiesi scherzosamente.

Le sue mani furono immediatamente sul mio sedere e lui lo spinse verso il basso. Con una mano ha posizionato brevemente il suo cazzo. Non ho resistito, volevo essere guidato. Lo ha fatto adesso. E ha fatto bene. A poco a poco è scivolato nella mia vagina.

Si sente bene!

Quando fu completamente dentro di me, indugiammo per un momento. Mi è piaciuta la sensazione. Abbiamo giocato con gli occhi.

"Che cosa mi hai fatto qui, brutto mascalzone?" gli chiesi con voce erotica. Mi sono leccato le labbra e ho iniziato molto delicatamente con i movimenti di guida.

"Ti stavo solo aiutando. Avevi un aspetto così implorante come se volessi essere fottuto."

"Puoi leggere nel pensiero."

"È stato facile da individuare".

Lentamente le parole non erano più chiare, ma incorporate in rumori respiratori udibili. Ho sentito il suo cazzo pulsare.

"Proprio come stai facendo. Come vuoi infastidirmi Sembrava un gioco di lussuria."

"Io gioco?"

"Sì! Ma è un gioco pericoloso"

"Oh! Amo il gioco pericoloso."

Mi sono chinato su di lui e gli ho dato un bacio che esprimeva tutta la mia lussuria e il mio amore. Poi ho iniziato a camminare più velocemente, facendo scivolare il suo cazzo dentro e fuori. Si sente bene. Cominciò anche a usare le mani. Mi ha accarezzato il clitoride con una mano e mi ha afferrato il seno con l'altra. Inconsciamente, mi sono reso conto che la stava toccando per la prima volta, così tardi nell'atto. Gli uomini di solito mi prendono prima le tette.

Avevo dimenticato tutto ciò che mi circondava.

Non mi importava nemmeno se qualcuno mi avesse sentito. In caso di dubbio, qui non importava. L'ho guidato come se non ci fosse un domani. E il suo dito mi ha fatto impazzire.

Era bello, il gioco della lussuria.

Siamo diventati più veloci. E più veloce. E potevo sentire il suo cazzo pulsare dentro di me, contorcendosi. Mentre lo sperma colava attraverso il suo tronco nella gomma.

Ansimava e respirava velocemente e in modo irregolare.

Quando il suo climax svanì, si sedette esausto.

Purtroppo non mi è bastato, ma prima mi sono lasciato cadere addosso. Patrick si era gradualmente acclimatato di nuovo.

"Ehi, ma il gioco pericoloso non è ancora finito!"

"Soso, il dolce diavoletto vuole di più."

Gli ho morsicato la spalla in modo dimostrativo.

"Sì! Ecco cosa hai!

"Eri una ragazza timida."

“Oh no, nessun nostalgico per favore. Dai, mostra che sei un vero uomo e che puoi gestirlo. Oh no, non zoppicare!"

Ho tolto il preservativo e mi sono presa amorevolmente cura del suo pene. Stranamente, lo sperma non mi dava fastidio, anzi, non mi importava. Aveva un buon sapore.

Ho leccato, rosicchiato, succhiato e giocato con la sua testa.

Dato che Patrick era già venuto due volte, ci volle un po' di più per farlo eccitare di nuovo. Ma la battaglia è valsa la pena. Ho trovato il momento più bello in cui si è lentamente raddrizzato. Dove si poteva vedere il pezzo buono e prezioso che si riempiva di sangue.

Lo guardai con occhi da cane e volevo fare una domanda, ma sembrava conoscere i miei pensieri.

"Scusa, ma non ho un secondo preservativo con me."

Ho lasciato andare il suo cazzo e l'ho guardato in profondità negli occhi.

"Ma voglio ancora venire," dissi, deluso.

"Allora infilalo dentro, è pronto."

“Sei consapevole che questo può essere un gioco molto pericoloso. Non uso contraccettivi", spiegai.

Ho iniziato a grattargli delicatamente lo stomaco con le unghie. A volte l'ho anche punzecchiato.

"Sì, mia dolce, amata dea", disse pieno di sentimento. "Sono consapevole della responsabilità e starò attento".

amata dea?

Provava sentimenti simili a me?

La sua mezza dichiarazione d'amore mi ha tolto tutte le inibizioni.

Mi sdraiai sulla schiena, allargò le gambe e gli sorrisi con aria di sfida.

Incontrò il mio sguardo e si inginocchiò tra le mie cosce. Il suo glande gonfio accarezzò i miei folti peli pubici e cercò l'ingresso della mia colonna.

Lo sentii far scivolare lentamente il suo pene nella mia fessura ricettiva. Pieno di avidità e lussuria, mi sono divertito a essere riempito pezzo per pezzo dal suo membro duro.

Proprio questo è il momento più emozionante per me.

Chiusi gli occhi e volevo solo divertirmi, essere pigro per così dire e non sforzarmi.

Patrick ha fatto bene nel suo ruolo. Non era così veloce, non troppo lento, riuscivo a stargli dietro e rilassarmi. Nessuno di noi sembrava pronto a venire presto.

Patrick dopo due momenti salienti comunque.

È passato molto tempo in questa posizione.

Molto tempo!

Ed è proprio quello di cui avevo bisogno. Ad un certo punto ho cominciato a sentire i primi segnali di una nuova vetta che era ancora molto lontana.

Mentre fino ad ora respiravo solo intensamente, ora cominciavo a gemere piano. Ciò ha anche acceso Patrick per diventare un po' più veloce.

Improvvisamente ho sentito una goccia sulle palpebre. Niente di insolito, probabilmente solo una goccia di sudore da parte di Patrick. Poi venne il secondo. E il terzo. Un numero impressionante.

Cominciò a piovere!

"Oh, merda," l'ho sentito dire. Potevo sentirlo mentre cercava di tirarsi fuori dalla relazione, ma gli avvolgevo le gambe intorno alla schiena, impedendogli di staccarsi da me.

"Non mi piacciono i deboli. Solo i veri uomini!" dissi severamente, dandogli il segnale di continuare a scoparmi.

Praticamente all'inizio non importava la pioggia, non importava se ci bagnavamo per il sudore o per la pioggia. Così sono diventato attivo anche nella posizione più bassa del missionario e ho continuato ad allungare il bacino verso di lui. Il mio orgasmo non era lontano.

Ha aumentato il ritmo. Sentivo che presto sarei stato pronto.

Ho abbassato la mano e mi sono toccato il clitoride. Improvvisamente l'orgasmo era lì. E come era lì.

Ho letteralmente urlato. ho sussultato. Mi sono scosso. L'ho sentito contrarsi. In particolare l'ho sentito contrarsi. Lo sento ansimare. Ci siamo agitati insieme. Ci siamo baciati intensamente. Stavamo ancora respirando velocemente. Mi sono goduto il cazzo dentro di me per un momento. Ci siamo coccolati. Ho avuto una sensazione incredibilmente buona. Ero felice.

Sfortunatamente, la realtà ci ha raggiunto.

Distratto dalla pioggia e dal mio intenso orgasmo, si è dimenticato di estrarre il suo pene dalla mia vagina in tempo.

Ha pompato il suo sperma nella mia vagina fertile!

Se n'è accorto?

"Devo andare alle mie cose!" Ho gridato, sono saltato in piedi e mi sono tuffato nel lago. Mentre nuotavo verso la mia baia, ho sentito il suo sperma gocciolare fuori dalla mia fessura.

Come temevo, i miei vestiti erano completamente inzuppati. Solo il mio asciugamano nello zaino era ancora asciutto. Ma comunque, mi sono messo la gonna e la maglietta bagnata, ho preparato lo zaino e ho spinto la bici attraverso la foresta.

Patrick mi sta già aspettando al corridoio della foresta.

Ci siamo affrontati.

"Volevo dirtelo da anni, Sarah. Ti amo!"

Fu allora che gli saltai addosso. Come Dino con i Flintstones quando Fred tornò a casa. Ha avuto difficoltà a non cadere. Ma l'ha imparato. l'ho baciato

"Ti amo da sempre, Patrick."

L'ho letteralmente abbracciato e baciato il suo viso, lui l'ha ricambiato. Ci siamo accarezzati per sempre mentre la pioggia bagnava completamente i nostri corpi. Ma non abbiamo sentito niente di tutto ciò.

L'incontro al lago è ormai di due anni fa.

Per fortuna le nostre strade non si sono discostate di nuovo.

Ora abbiamo un appartamento insieme e una figlia di quattordici mesi.

Il lago e la pioggia hanno forgiato la nostra fortuna.

Un amore che spero duri per sempre.

www.ingramcontent.com/pod-product-compliance
Lightning Source LLC
LaVergne TN
LVHW012053160826
845678LV00014B/2805

* 9 7 9 8 3 5 2 4 7 2 0 1 9 *